Babymassage

Bücherei der Hebamme

Beihefte zur Zeitschrift »Die Hebamme«
Herausgegeben von Gerhard Martius

Band 7

Sabine Burchardt

Babymassage

65 Abbildungen

 Ferdinand Enke Verlag Stuttgart 1997

Sabine Burchardt
August-Kierspel-Straße 163
D-51469 Bergisch Gladbach

Die Deutsche Bibliothek – CIP-Einheitsaufnahme

Bücherei der Hebamme: Beihefte zur Zeitschrift „Die Hebamme". –
Stuttgart : Enke.
   Reihe Bücherei der Hebamme zu: Die Hebamme
   Bd. 7. Burchardt, Sabine: Babymassage. – 1997

Burchardt, Sabine:
Babymassage / Sabine Burchardt. – Stuttgart : Enke, 1997
   (Bücherei der Hebamme ; Bd. 7)
   ISBN 3-432-29771-8

© 1997 Ferdinand Enke Verlag, P.O. Box 30 03 66, D-70443 Stuttgart
– Printed in Germany

Zeichnungen: Joachim Hormann, D-70197 Stuttgart
Fotos: Sabine Burchardt, D-51469 Bergisch Gladbach: 43 Fotos
       Karin M. Erdtmann, D-51519 Odenthal: 3 Fotos (Abb. 7, 26, 59)
Satz: Photocomposition Jung, F-67420 Diespach/Plaine
Schrift: 3.95mm/4.60 mm Times, TypoScript
Druck: C. Maurer, D-73312 Geislingen   5 4 3 2 1

Vorwort

Babymassage ist eine wunderbare Art, sein Kind näher kennenzulernen. Gibt es eine schönere Möglichkeit, das gemeinsame Leben zu beginnen als durch liebevolle Berührung?

Ich wünsche allen Neugeborenen, daß sie in den Genuß der wohltuenden Babymassage kommen. Dieses Buch entstand, um möglichst vielen Müttern und Vätern die Möglichkeit zu geben, Babymassage zu erlernen.

Eltern, die keine Gelegenheit haben, einen Babymassagekurs zu besuchen, können dieses Buch dazu nutzen, sich die Massage selbst anzueignen. Für Teilnehmer/innen an Kursen ist das Buch geeignet, zu Hause in Ruhe noch einmal alles nachzulesen oder um nach einiger Zeit, etwa bei der Geburt eines Geschwisterchens, ihr Massagewissen wieder aufzufrischen. Dieses Buch ist bewußt so geschrieben, daß es alle Basisinformationen enthält und auch für Laien verständlich und nachvollziehbar ist. Dennoch muß ich an dieser Stelle darauf hinweisen, daß die Babymassage stets auf eigene Verantwortung erfolgt.

Darüber hinaus wendet sich das Buch an Hebammen und andere Berufsgruppen, die Babymassage in Kursen anbieten wollen. Obwohl es weder eine gezielte Fortbildung in Babymassage noch die Hospitation in bestehenden Kursen ersetzt, kann es die Weiterbildung begleiten und anschließend als Arbeitsgrundlage dienen. Bewußt ist dieses Buch so konzipiert, daß auch Berufsanfängerinnen ohne Kurserfahrungen alle notwendigen Informationen erhalten.

Wünschenswert wäre auch der Einsatz dieses Buches in Hebammenschulen, damit ein fundierter Unterricht in Babymassage überall zur Selbstverständlichkeit wird. Denn Babymassage-Kurse sind eine gute Möglichkeit, später in die Freiberuflichkeit einzusteigen. Das Schöne an den Kursen ist auch, daß man die junge Familie so noch einige Zeit begleiten kann, auch wenn die eigentliche Wochenbettbetreuung längst abgeschlossen ist.

Grundlage der Ausarbeitungen dieses Werkes bildet die traditionelle Indische Babymassage, doch werden auch weitere Massagetechniken vorgestellt.

Ein Kapitel widmet sich zudem speziell der Vorbeugung und Behandlung von Blähungen bei Säuglingen.

Wie auch immer Sie dieses Handbuch nutzen:

Ich wünsche Ihnen viel Spaß und Erfolg bei der Massage von Babys und Kleinkindern.

Sabine Burchardt

Danksagung

Danke sage ich den Eltern und ihren Babys, die ich für dieses Buch fotografieren durfte:

Birgit Aldenhoff-Niehaus	mit *Jannis*
Heike Atzorn	mit *Phillip*
Hildegard Bökmann	mit *Stefanie*
Anke Burchardt-Sánchez	mit *Manuel* und *Fabio*
Christine Gmerek	mit *Jonas*
Ursula Hecker	mit *Anna-Maria*
Annette Klein	mit *Mara*
Uwe Peekhaus	mit *Johanna*
	sowie den Zwillingen *Julius* und *Felix*
Birgit und *Ralf Winter*	mit den Drillingen *Jan, Marie* und *Lisa*

Nicht vergessen möchte ich alle Babys, die ich bisher massieren durfte: Ihr habt mich durch Eure positiven Reaktionen auf die Massage motiviert, dieses Buch zu schreiben. Dafür danke ich Euch!

Sabine Burchardt

Inhalt

1 Einführung

1.1 Die Bedeutung der Haut

Welch große Bereicherung Massagen bringen, läßt sich schon allein von der Bedeutung ableiten, die die Haut eines Menschen hat: Sie bildet die äußere Hülle des Körpers. Somit hat die Haut einerseits eine schützende, abgrenzende Funktion, auf der anderen Seite schlägt sie auch eine Brücke zwischen der Innenwelt dieser Person und seiner Umgebung, der Außenwelt. Sie dient der nonverbalen Kommunikation, die nicht nur im Bereich der Sexualität eine große Rolle spielt. Aber die Haut ist auch ein Spiegel dessen, was in uns vorgeht.

Der Volksmund hat seine Beobachtungen in Redewendungen festgehalten, inwiefern die Haut und ihre Anhangsgebilde (Haare, Nägel) als Projektionsflächen des Seelenlebens dienen:

- vor Neid erblassen,
- kreideweiß/leichenblaß (vor Schreck) werden,
- vor Scham erröten,
- vor Wut/Zorn rot anlaufen,
- ganz grün im Gesicht werden,
- vor Schauer eine Gänsehaut bekommen,
- etwas geht einem sehr nahe, es geht einem unter die Haut,
- nicht in jemandens Haut stecken wollen,
- nicht aus seiner eigenen Haut heraus können,
- jemanden mit Haut und Haaren lieben,
- aus der Haut fahren,
- bei (Kinder-)Krankheiten sieht man oft Hautausschläge,
- jemand hat eine dünne Haut (ein empfindliches Gemüt),
- ein dickes Fell haben,
- jemandem auf die Pelle rücken,
- die Haare stehen einem zu Berge, etwas ist haarsträubend,
- feuchte Hände vor Angst bekommen,
- da rollen sich einem ja die Fußnägel auf (vor Entsetzen).

Wir kennen es von Ländergrenzen: Man kann die Schranke sowohl in der einen, als auch in der anderen Richtung passieren. So ist es auch mit der Haut. Einerseits gibt sie eine Resonanz auf das psychische

Wohlbefinden, andererseits kann über die Berührung der Haut auch die Seele beeinflußt werden.

Dies gilt im positiven wie im negativen Sinne. Ein Kind, das geschlagen wird, fühlt sich ohnmächtig, Wut staut sich in ihm auf, körperlicher Schmerz bewirkt auch psychisches Leid, das Kind wird traurig, fühlt sich verlassen, nicht geliebt. Umgekehrt geht liebevolle Berührung unter die Haut, läßt die innere Batterie auftanken, sorgt für Wohlbefinden und Entspannung. Diese Effekte wollen wir mit der Babymassage bewirken.

Die Haut ist unser größtes Sinnesorgan. Zahlreiche Tastkörperchen sorgen dafür, daß Reize von außen an das Nervensystem weitergeleitet werden: Ob Wärme oder Kälte, ob sanfte oder grobe Berührungen, all diese Informationen nimmt die Haut auf. Doch die Haut ist weit mehr als ein Sinnesorgan, sie unterstützt auch wichtige Funktionen im Körper:

– sie atmet,
– sie reguliert über das Schwitzen die Körpertemperatur,
– sie beeinflußt den Flüssigkeitshaushalt,
– sie nimmt Ausscheidungsaufgaben wahr.

1.2 Wird das Baby durch die Massage verwöhnt?

„Sie verwöhnen Ihr Kind aber ganz schön!" Diesen Satz mußte sich schon manch eine Mutter anhören.

Wenn wir diesen Satz in Bezug zur Babymassage setzen, läßt sich dazu folgendes sagen: Natürlich verwöhnen wir das Kind mit einer Massage, ja, wir tun ihm etwas Gutes, ganz bewußt. Lassen wir Erwachsenen uns nicht auch manchmal gerne verwöhnen, lassen wir nicht auch gern mal unsere Seele baumeln, um vollkommen zu entspannen? Genießen wir nicht auch eine liebevolle Partnermassage?

Verwöhnen im Sinne von „Verziehen" kann man ein Baby durch Massage dagegen nicht. Wie kann Massage etwas Negatives sein, wo Neugeborene Körperkontakt so dringend brauchen? Wo wir lediglich seine Bedürfnisse nach Wärme, Nähe, Körperkontakt und Geborgenheit erfüllen? Neun Monate wurde das Ungeborene auf Schritt und Tritt der Schwangeren von der Gebärmutterwand massiert, erlebte dynamische Grenzen. Eng eingekuschelt spürte es jede Bewegung seiner Mutter. Es lag im Becken wie in einer Wiege und nahm darin die sanften, schaukelnden Bewegungen wahr.

Dann wurde das Baby geboren, wobei es üblicherweise durch Wehen eine sehr intensive Berührung erfuhr. Doch nachdem es die Geborgenheit des Mutterschoßes verlassen hat, ist alles vorbei. Statt dynamische Grenzen zu spüren, liegt es nun auf einer gleichbleibend harten Matratze, auf etwas Leblosem. Nichts bewegt sich und kein Herzschlag, kein Darmblubbern ist zu hören. Wen wundert es da, daß der Säugling anfängt zu schreien, obwohl der Magen voll und die Windel trocken ist?

Mit der Babymassage erleichtern wir dem Kind den Übergang vom Mutterleib in unsere Welt, geben ihm die gewohnte Massage und Nähe wieder.

1.3 Babymassage – nur eine Modeerscheinung?

Nicht nur die Kleidung, die übrigens als zweite Haut des Menschen die Schutz- und Abgrenzungsfunktion der natürlichen Haut unterstützt, unterliegt der Mode. Modewellen gibt es in vielen Bereichen, oft schwappen sie aus anderen Ländern auf uns über. Mal steht Joggen hoch im Kurs, dann die Rollerskates, ein anderes Mal eine bestimmte Musikrichtung. Und wie sieht es beim Thema Massage aus?

Es würde den Rahmen dieses Buches sprengen, tief in die Geschichte einzudringen, denn Massagen haben in verschiedenen Kulturen eine lange Tradition. So wollen wir uns auf ein Beispiel beschränken: Wer kennt nicht aus dem Geschichtsunterricht die Bilder der alten römischen Gladiatoren, die vor dem Kampf eingeölt wurden? Massagen dienten bereits damals dazu, die Durchblutung anzuregen sowie Körper und Geist zu stärken. Daß Massagen Menschen heilen können ist ebenfalls lange bekannt. Schon der berühmte griechische Arzt Hippokrates (geboren um 460 v. Chr. auf der griechischen Insel Kos) hat Massagen zur Behandlung seiner Patienten angewandt und empfohlen. Auf dem Asklepieion (Abb. 1), einer Stätte zur Verehrung des Heilgottes Asklepios auf Kos, soll Hippokrates gelehrt haben. Der Begründer der wissenschaftlichen Medizin war vom Nutzen der Massagen überzeugt.

Ein Schwerpunkt dieses Babymassagebuches bildet die Indische Babymassage, die dort traditionell von der Mutter auf die Tochter weitergegeben wird. Diese Kunst hat der bekannte Frauenarzt und Geburtshelfer Frédérick Leboyer – der sich weltweit für eine „Geburt ohne Gewalt" einsetzt – bei einer Indienreise kennengelernt. Begeistert von

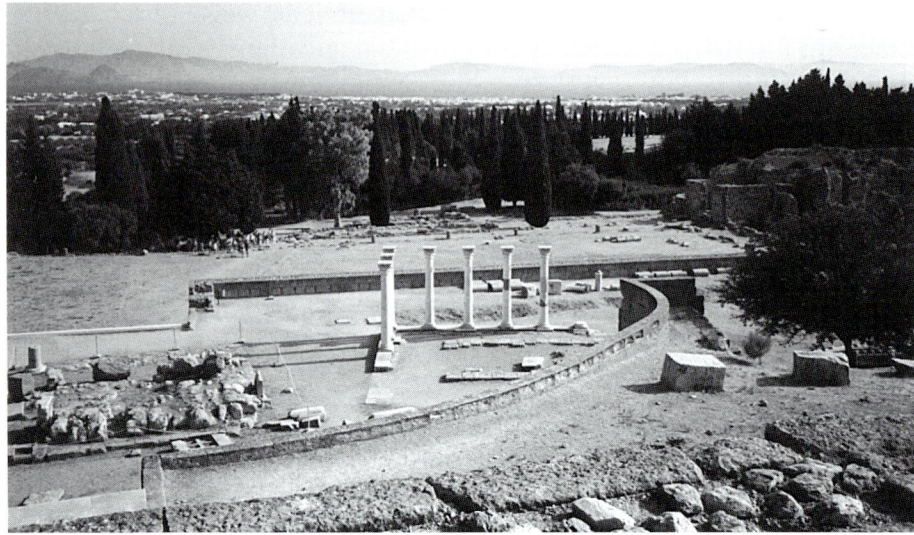

Abb. 1 Asklipieion auf Kos

der Natürlichkeit, mit der eine junge Mutter inmitten größter Armut ihrem Kind durch gezielte Massage Wohlbefinden verschaffte, fotografierte er die beiden, um diese Kunst weitervermitteln zu können.

An dieser Stelle sei noch ein Blick ins Tierreich gestattet, schließlich gehören wir Menschen auch zu der großen Gruppe der Säugetiere. Schauen wir doch auf die Pferdekoppel oder den Deich, auf dem

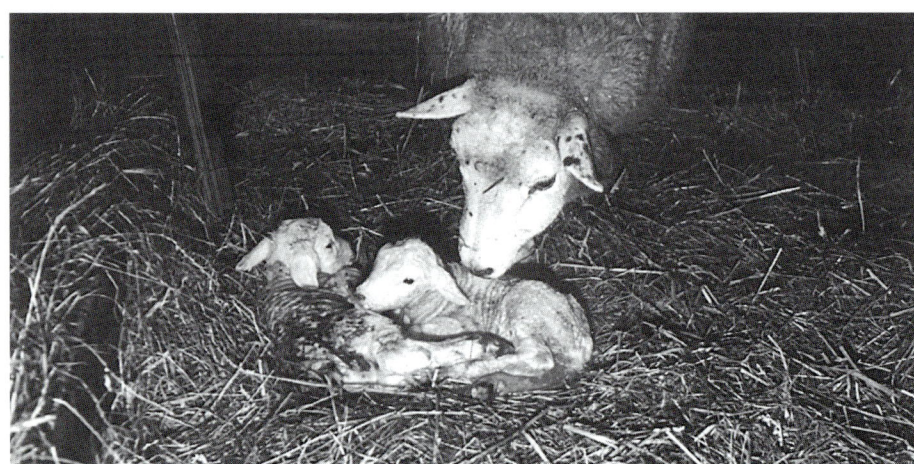

Abb. 2 Lamm wird abgeschleckt

Schafe grasen: Die Stute schleckt und massiert das neugeborene Foh-
len ebenso wie das Schaf sein Lamm. Diese Massage durch das Mutter-
tier trocknet das Fell des Jungtieres, kurbelt seinen Kreislauf an und
unterstützt die Ausscheidungsfunktion.

Wir werden im folgenden Kapitel sehen, welche positiven Auswirkun-
gen die Babymassage hat. Vorab können wir folgendes festhalten:
Babymassage beinhaltet in gewisser Weise ein Plädoyer für eine aus
der Natur kopierte, traditionell bewährte Form von Zuwendung.

1.4 Babymassage als nonverbale Kommunikation

Bei der Babymassage kommt es zu einer Interaktion zwischen zwei
Partnern, dem Massierenden und dem Säugling, der massiert wird. Die
Berührungen werden zur Begegnung, und ein positives Feedback
(Rückmeldung) des Kindes in Form eines fröhlichen Glucksens oder
Lächelns motiviert die Mutter (oder eine andere massierende Person),
mit der Massage fortzufahren.

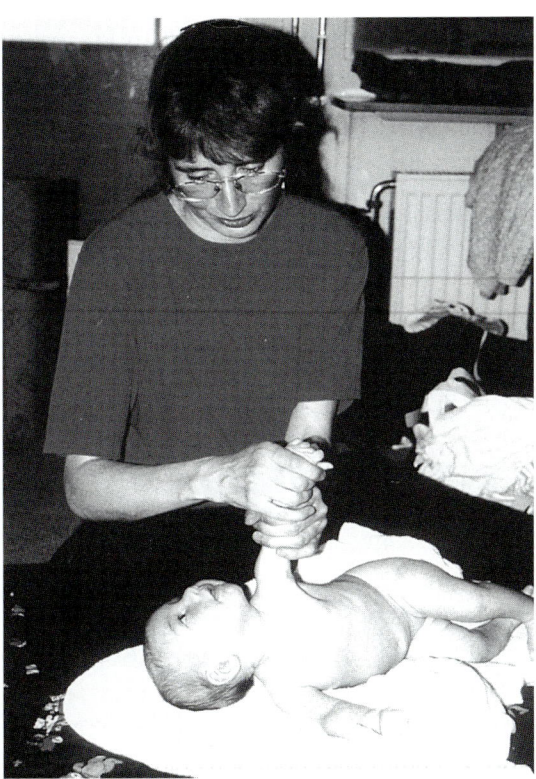

Abb. 3 Nonverbale
Kommunikation

Die Bedeutung des Wortes „erfassen" wird hier deutlich: Indem die Frau ihr Baby anfaßt, erfaßt sie auch sein Wesen. Dadurch lernt sie, ihr Kind besser zu verstehen, obwohl es nicht sprechen kann. Gerade dies ist ein Punkt, weshalb viele junge Mütter insbesondere beim ersten Kind so verunsichert sind. Sie verstehen ihr Kind nicht, weil sie auf die Sprache mit Worten fixiert sind. Mit der Babymassage haben sie die Möglichkeit, die nonverbale Sprache (wieder) zu erlernen.

Schnell finden sie heraus, was ihr Kind mag und nicht mag, welche Berührungen ihm besonders gut tun oder wann es für dieses Mal genug Massageeinheiten erhalten hat. Massierende Eltern beobachten bei der Massage ihr Baby. Die Körperhaltung, seine Mimik und Gestik sind eine deutliche Sprache – sofern man sich auf sie einläßt.

1.5 Was bewirkt die Babymassage?

Auswirkungen auf den kindlichen Organismus

Babymassage

- kurbelt die Herz/Kreislauffunktion an,
- unterstützt die Atmung,
- regt die Durchblutung an, besonders in der Haut und in den Muskeln,
- lockert verspannte Muskulatur,
- aktiviert die Sinneswahrnehmung der Haut,
- regt die Verdauung an und wirkt gegen Blähungen,
- hilft dem Kind, sich zu entspannen und überflüssige Energien abzugeben,
- fördert den Schlaf und macht das Kind somit ausgeglichener,
- stimuliert das Lymphsystem und unterstützt so das Immunsystem.

Auswirkungen auf die Entwicklung des Kindes

Babymassage

- aktiviert über die Körperwahrnehmung das Körperbewußtsein des Kindes,
- fördert das Urvertrauen; Babymassage vermittelt dem Säugling das Gefühl, geliebt zu werden und schafft eine Basis von Vertrautheit und Wohlbefinden
- unterstützt die Reifung des Nervensystems.

Wie eng Haut und Nervensystem miteinander verknüpft sind erkennt man daran, daß sich beides während der embryonalen Entwicklung aus demselben Keimblatt, dem Ektoderm (= äußeres Keimblatt), entwickelt.

Vorteile für die Eltern

Babymassage

– ermöglicht Eltern, ihr Kind durch „Begreifen" besser kennenzulernen,
– ist ein beiderseitiges Vergnügen für Vater/Mutter und Kind,
– stärkt die Eltern-Kind-Beziehung,
– bietet eine optimale Möglichkeit der Kontaktaufnahme und der „Unterhaltung" mit dem Kind,
– gibt den Eltern mehr Selbstvertrauen im Umgang mit ihrem Baby,
– ist eine Zeit der intensiven Zuwendung für dieses Kind; dies ist vor allem dann wichtig, wenn die Mutter durch Berufstätigkeit oder das Versorgen mehrerer Kinder wenig Zeit hat,
– hilft der Mutter, eine beschwerliche Schwangerschaft oder eine schwierige Geburt besser zu verarbeiten,
– unterstützt Eltern, die Schwierigkeiten haben, ihr Kind anzunehmen.

1.6 Massage in bestimmten Situationen

• Nach einem Kaiserschnitt

Für Kaiserschnittkinder erfolgt die Ankunft in dieser Welt sehr plötzlich. Dies gilt insbesondere für Babys, bei denen die Schnittentbindung im voraus geplant war und die somit keine Wehen erlebt haben.

Gerade Kaiserschnittkinder sind für eine Massage, die ihnen wieder Halt gibt, oft „dankbar". Wünschenswert wäre hier eine sanfte, aber gezielte Massage bereits am ersten Lebenstag. Sie hilft den Kindern, zur Ruhe zu kommen.

• Nach einer Frühgeburt

Frühchen liegen nach der Geburt meist wochenlang in der Kinderklinik. Zwar werden sie von den Eltern gestreichelt und dürfen nach

Möglichkeit auch oft auf der Brust der Mutter „känguruhn", dennoch erleben sie in dieser Zeit viele schmerzvolle und unangenehme Berührungen, obwohl Ärzte und Pflegende bemüht sind, die Säuglinge so schonend wie möglich zu untersuchen und zu behandeln.

So verwundert es nicht, daß Frühchen eher schreckhaft auf Berührungen reagieren. Massagen (bei Frühgeborenen sehr vorsichtig ohne Druck, aber bitte auch nicht kitzeln!) können hier möglicherweise schon in der Klinik durchgeführt werden, auf jeden Fall aber zu Hause. Sie helfen den Winzlingen, wieder Vertrauen in Berührungen zu entwickeln und Ängste abzubauen.

• Bei Mehrlingen

Toll wäre, wenn die Eltern die Zeit der Schwangerschaft nutzen würden, schon jetzt mit Hilfe von Puppen die Babymassage zu erlernen. Denn sind die Kinder erst einmal da, bleibt bei mehreren Säuglingen im Haus kaum Zeit für den Besuch eines Massagekurses. Da Mehrlinge häufig Frühgeburten und oft auch Kaiserschnittkinder sind, gilt hier das oben Genannte ebenso. Die Fotos zeigen werdende Drillingseltern beim Erlernen der Babymassage.

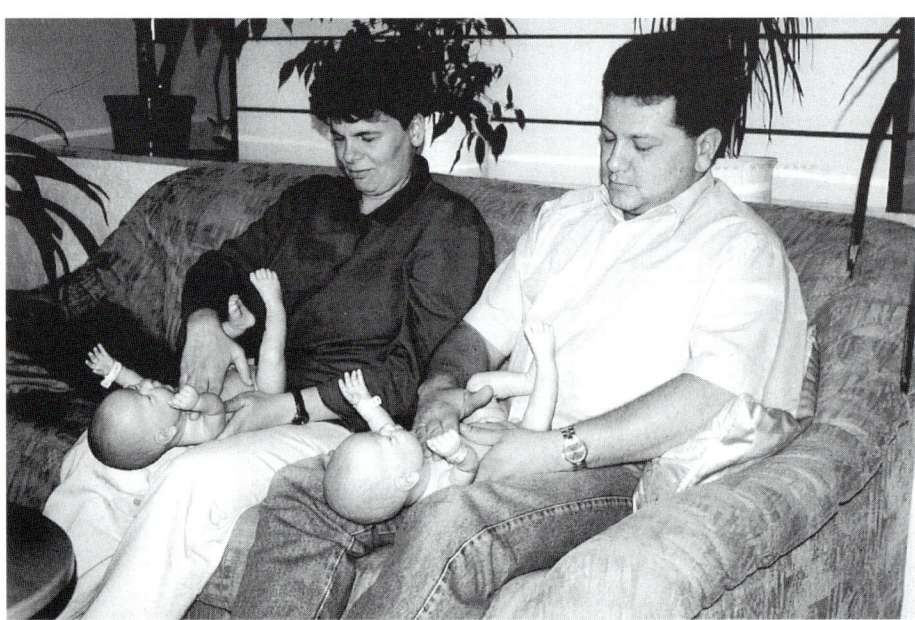

Abb. 4 Werdende Drillingseltern

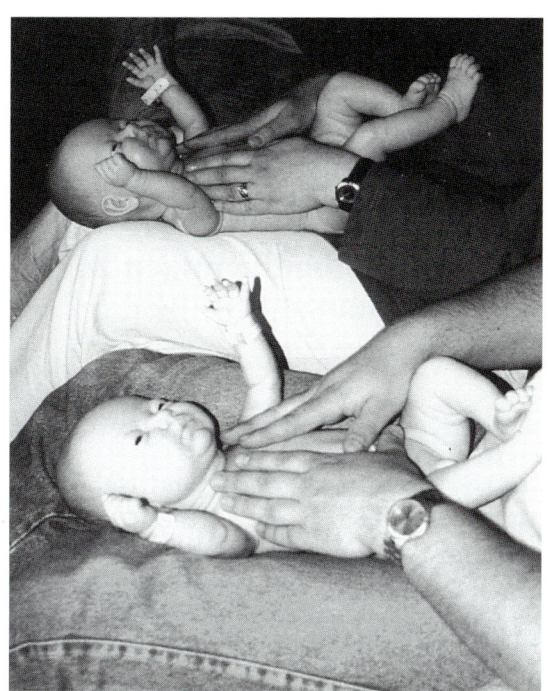

Abb. 5 Puppenmassage

Bei Mehrlingen haben Eltern oft auch das Gefühl, daß das einzelne Kind zu kurz kommt. Hier ist Babymassage eine ideale Möglichkeit, sich vorübergehend intensiv um eines der Babys zu kümmern.

• **Bei einem behinderten Kind**

Sämtliche Vorteile der Babymassage gelten auch – genauer gesagt ganz besonders – für behinderte Kinder. Wünschenswert wäre es, die betroffenen Eltern aus der Isolation herauszuholen und zu ermuntern, an einem Babymassagekurs teilzunehmen.

2 Die Praxis

2.1 Rahmenbedingungen zur Durchführung der Babymassage

Diese Voraussetzungen müssen erfüllt sein:

- Das Kind darf nicht hungrig sein.

- Der Raum muß warm und ohne Zugluft sein, da das Baby nackt massiert wird; meist wird eine Temperatur von etwa 27°C als angenehm empfunden (doch die Bedürfnisse sind diesbezüglich recht unterschiedlich).

  - Ein einfacher Test zeigt, ob die Temperatur für das Baby in Ordnung ist: Fassen Sie mit Ihrer Hand in den Nacken, er sollte sich warm anfühlen, jedoch nicht schwitzen.

  - Ist keine Zentralheizung vorhanden oder diese jahreszeitenbedingt ausgeschaltet, läßt sich der Wickel- bzw. Massageplatz in einem Kinderzimmer gut mit einem Rotlichtstrahler aufheizen. Aber achten Sie bitte darauf, daß das Kind nicht in die Lampe hineinschauen kann.

  - Für größere Räume (Kurse!) bieten sich Radiatoren an (die jedoch ziemlich schwer und schlecht zu transportieren sind) oder mehrere kleine Heizlüfter (die jedoch meist den Nachteil haben, daß die Luft stickig wird).

- Solange die Mutter (oder eine andere Person) und das Kind die Massage noch üben, die einzelnen Massagetechniken also noch neu sind und das Baby sich noch nicht daran gewöhnt hat, muß das Baby „gut drauf sein".

  - **Hinweis:** Hat sich die Babymassage für beide Partner eingespielt, kann man das Baby massieren, gerade weil es nicht gut drauf ist. Die Massage kann unruhige Kinder beruhigen und bei Blähungen dafür sorgen, daß die Winde abgehen. Auch kann sie, zum Beispiel beim Zahnen, von den Schmerzen ablenken.

Weitere wünschenswerte Voraussetzungen sind:

- Ruhe
  - **äußerlich:** Ideal wäre es, Telefon und Haustürklingel vorübergehend abzustellen und einen Zeitpunkt abzupassen, an dem keine Störungen zu erwarten sind. So könnte beispielsweise die Zeit des Mittagschlafes älterer Geschwisterkinder genutzt werden.
  - **innerlich:** Wer innerlich hektisch ist, unter Zeitdruck steht oder in Gedanken schon die nächste Einkaufsliste zusammenstellt, der wird kaum erwarten können, daß die Massage auf sein Kind beruhigend wirkt. Babys haben sehr feine Antennen. Daher ist es so wichtig, vom Alltag abzuschalten und sich vollkommen auf die Babymassage einzulassen.

- Die massierende Person sollte selbst gut drauf sein. Negative Komponenten wie

  - starke Übermüdung,
  - Krankheit,
  - Trauer,
  - Ärger und Wut

  lassen sich kaum mit einer harmonischen Babymassage, die eine positive Stimmung vermitteln soll, vereinbaren.

- Der ideale Abstand zwischen der Mahlzeit des Säuglings und der Massage beträgt etwa eine halbe Stunde, dann ist das Baby satt und der Mageninhalt bereits angedaut.

2.2 Welches Massageöl ist empfehlenswert?

Wie in dem einleitenden Kapitel über die Haut beschrieben, ist diese unter anderem ein Atmungsorgan. Daher wäre es ungünstig, die Haut mit einem Öl einzuschmieren, das einen Ölfilm bildet, der die Hautporen verstopft. Auch soll das Massageöl nicht unangenehm auf der Haut kleben.

Diese negativen Eigenschaften haben Öle, die auf Erdölbasis hergestellt sind. Leider enthalten einige handelsübliche Babyöle genau dieses mineralische Öl. Will man eines dieser Babyöle verwenden, sollte man sich über die Produktzusammensetzung informieren. (Jedoch sind die Angaben über die Inhaltsstoffe meist unverständlich). Einfacher ist es, reine pflanzliche Öle zu verwenden.

Massageöle sollten kaltgepreßte pflanzliche Öle sein, nach Möglichkeit aus kontrolliert biologischem Anbau. Fast alle Pflanzenöle, die zumeist aus Nüssen oder Samen gewonnen werden, lassen sich für Massagen verwenden. Dennoch gibt es qualitative Unterschiede. Nachfolgend ist eine Auswahl an Ölen mit kurzen Beschreibungen aufgeführt. Die zusammengestellten Informationen basieren auf Produktinformationen sowie Erläuterungen vom Verkaufspersonal, für deren Richtigkeit ich keine Gewähr übernehmen kann.

Üblicherweise sind diese Öle gut verträglich, dennoch sind in seltenen Fällen allergische Reaktionen nicht auszuschließen. Bitte halten Sie vor der Anwendung Rücksprache mit Ihrer Kinderärztin/Ihrem Kinderarzt oder einer anderen kompetenten Person, insbesondere, wenn Ihr Kind allergiegefährdet ist oder unter Hautkrankheiten leidet. In den meisten Babymassagekursen wird Mandelöl verwendet, es hat sich als „klassisches Babymassageöl" bewährt. Sie können dieses beispielsweise in Apotheken oder Reformhäusern kaufen.

Aloe-Öl	– die Wirkstoffe dieser Pflanze werden in einem Trägeröl gespeichert – hervorragende Hautpflege, vitaminreich – wirkt heilend bei verschiedenen Hautkrankheiten
Avocadoöl	– sehr nährend, sehr fettend, sehr schwer – dringt tief in die Haut ein, soll aber gut einmassiert werden – in der Babymassage vorstellbar zum kurzfristigen Einsatz bei extrem trockener, rissiger Haut (z. B. übertragene Kinder)
Distelöl	– reich an ungesättigten Fettsäuren – wirkt leicht kühlend, daher ideal für den Sommer
Hanföl	– gut geeignet bei problematischer Haut (z. B. Neurodermitis) – strenger Eigengeruch, daher mischen mit anderem Öl – höherer Einkaufspreis
Haselnußöl	– gute Hautpflege, dringt leicht in die Haut ein – milder Nußgeruch
Jojobaöl	– sehr hochwertiges Nußöl, hervorragende Hautpflege – höherer Einkaufspreis

- vitamin- und mineralstoffreich, kaum Eigengeruch
- wirkt heilend bei entzündeter Haut
- ist flüssiges Wachs, schließt gut Hautrisse
- im Kühlschrank aufbewahrt unbegrenzt haltbar, hat bei Temperaturen unter 10° Celsius eine feste Konsistenz

Kokosöl
- Öl mit mildem Eigengeruch, wirkt leicht erfrischend
- wird in Indien im Sommer zur Babymassage verwendet
- feste Konsistenz bei Zimmertemperatur, muß durch Erwärmen (auf die Heizung oder in ein warmes Wasserbad stellen) verflüssigt werden

Macadamia-Nußöl
- sehr gute Hauptpflege, dringt gut in die Haut ein
- vitamin- und mineralstoffreiches Öl mit mildem Eigengeruch

Maiskeimöl
- preiswert, doch kurze Haltbarkeit
- enthält hohen Anteil an ungesättigten Fettsäuren

Mandelöl (süß)
- ideal für die Babymassage, da gute Hautpflege auch bei empfindlicher oder trockener Babyhaut
- geruchsneutral und preiswert

Olivenöl
- preiswertes Öl für gute Hautpflege und Wundheilung
- intensiver, zumeist als unangenehm empfundener Eigengeruch

Senföl
- wirkt leicht wärmend
- wird in Indien im Winter zur Babymassage verwendet

Sonnen-blumenöl
- zieht schnell in die Haut ein
- enthält Vitamin E und reichlich ungesättigte Fettsäuren
- preiswertes, nahezu geruchsneutrales Öl

Trauben-kernöl
- feines, geruchsneutrales, preiswertes Öl

Walnußöl
- soll harmonisierend auf das Nervensystem wirken, Verwendung daher bei „gestreßten Kindern" denkbar
- Heilwirkung bei Hautkrankheiten

| Weizen-keimöl | – gute Hautpflege und preiswert
– intensiver, zumeist als unangenehm empfundener Eigengeruch
– enthält reichlich Vitamin E (natürliches Konservierungsmittel), daher ideal für Ölmischungen zur Verlängerung der Haltbarkeit |

Was sollte bei der Verwendung von Ölen zur Massage beachtet werden?

- Achten Sie bei Ölen auf das Verfallsdatum; im Kühlschrank aufbewahrt halten sie länger.

- Öle sollten sehr sparsam verwendet werden, das Kind soll nicht vor Öl triefen.

- Im Winter sollte man Öle anwärmen (kleine Menge in ein Gefäß abfüllen und auf der Heizung erwärmen).

- Das Öl sollte nie direkt auf den Körper des Kindes getropft werden, sondern erst in den Händen des Massierenden verteilt und erwärmt werden.

- Im Gesicht des Kindes sollte möglichst kein Öl verwendet werden.

- Natürlich kann man die oben genannten pflanzlichen Basisöle mit ätherischen Ölen versehen. Dabei muß jedoch folgendes berücksichtigt werden:

  - Verwenden Sie nur reine ätherische Öle, die Sie beispielsweise in Apotheken, Bioläden oder Reformhäusern erhalten. Kaufen Sie keinesfalls (zum Beispiel auf dem Weihnachtsmarkt) billige, synthetische Öle, denn diese verursachen Unwohlsein und haben keine positiven, heilenden Eigenschaften.

    (Hier ein Vergleich: **Zehn** Milliliter synthetisches „Rosenöl" erhalten Sie für etwa **acht** Mark; **ein** Milliliter echtes Rosenöl kostet dagegen rund **vierzig** Mark!)

  - Verwenden Sie diese ätherischen Öle in der Babymassage sehr, sehr sparsam, denn sowohl die Haut als auch die Nase ist bei Säuglingen sehr sensibel. Sie nehmen die Wirkstoffe daher sehr schnell und gut auf. Außerdem können diese ätherischen Öle Allergien auslösen. Daher gilt das Motto: Weniger ist mehr! Verwenden Sie hauptsächlich Pflanzenöle ohne Zusätze. Fügen Sie ätherische Öle nur bei ganz besonderen Gelegenheiten oder zur Therapie bei.

Sehr beliebte ätherische Öle für die Babymassage sind:

1. Rosenöl

Die Rose wird traditionell in vielen Gegenden rund um Schwangerschaft, Geburt und Säuglingspflege eingesetzt. Rosenöl wirkt harmonisierend und ist ein „Duft der Liebe".
Mischung: in 10 ml Trägeröl (z. B. Mandelöl) 1 Tropfen Rosenöl geben.

2. Lavendelöl

Bei sehr unruhigen Kindern wirkt eine Massage mit Lavendelöl sehr beruhigend und ausgleichend.
Mischung: in 10 ml Trägeröl (z. B. Mandelöl) 2 Tropfen Lavendelöl geben.

3. Vier-Winde-Öl

Das Vier-Winde-Öl ist eine Mischung gegen Blähungen, bei dem sich vier verschiedene ätherische Öle in ihrer Wirkung ergänzen und unterstützen. Sehr gute Erfahrungen habe ich mit folgender Mischung gemacht: Geben Sie in 20 ml Trägeröl (z. B. Mandelöl) je einen Tropfen folgender ätherischer Öle:

– Kümmelöl,
– Anisöl,
– Fenchelöl,
– Majoranöl.

2.3 Die massierende Person

Ein Wort zum Vater

Kinder wiegen, Schlaflieder singen, Windeln wechseln – das ist für junge Väter heute eine Selbstverständlichkeit. Längst haben sie erkannt, wieviel Freude ihnen der Umgang mit dem Säugling macht, welche Bereicherung es für sie selbst und für das Familienleben bedeutet, frühzeitig eine tragfähige Beziehung zum Kind aufzubauen.

Babymassage bietet dem Vater die Möglichkeit, auf spielerische Weise Kontakt zum Nachwuchs aufzunehmen. Während die Mutter schon in der Schwangerschaft eine körperliche Verbindung zum Kind aufgebaut hat, war die Möglichkeit des Vaters dazu doch recht begrenzt. Nun aber liegt das Baby vor ihm, und der Vater hat die Gelegenheit, mit ihm „handfesten" Kontakt aufzunehmen. Ich kann Männer nur ermutigen, diese Chance, dieses sinnliche Vergnügen, wahrzunehmen.

Babymassage – ein Vergnügen für die ganze Familie

Natürlich sind es in erster Linie die Eltern, die ihr Baby massieren wollen und können. Oft „helfen" die älteren Geschwisterkinder auch begeistert mit. Doch wer sagt, daß nicht auch die Großeltern oder beispielsweise die Patentante Zeit und Freude daran haben können? Gerade sehr beschäftigte und gestreßte Eltern sind oft dafür dankbar, Tochter oder Sohn vorübergehend in vertrauensvolle Hände abzugeben und ein entspanntes, gut gelauntes Kind kurze Zeit später zurückzubekommen.

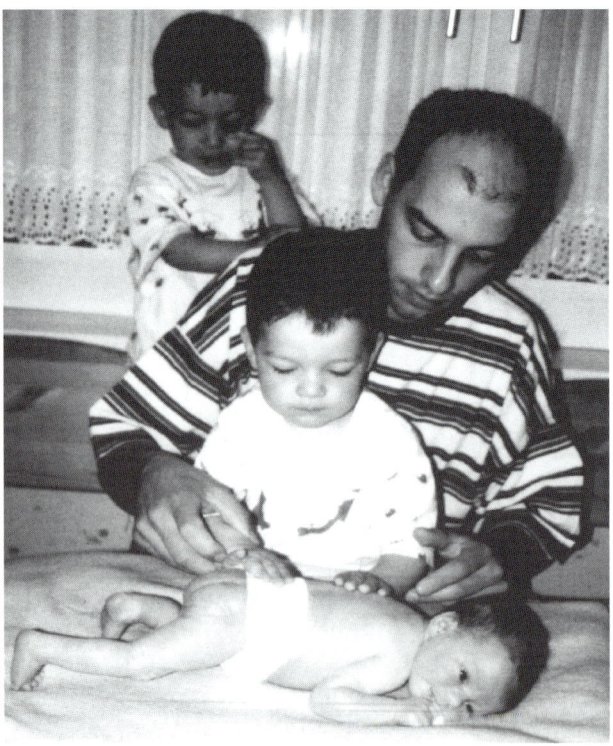

Abb. 6 Ein Vater mit den Geschwisterkindern bei der Massage des Neugeborenen

2.4 Die Grundposition bei der Indischen Babymassage

In Indien wird nicht nur die Massagefolge traditionell von der Mutter auf die Tochter weitergegeben, sondern auch eine typische Massageposition.

Die massierende Frau sitzt mit ausgestreckten Beinen auf der Erde, der Rücken ist gerade. Das Baby legt sie dann während der Massage vor sich auf die Beine. Die Lage des Kindes variiert in Abhängigkeit von dem gerade massierten Körperteil. (Nähere Angaben dazu finden Sie bei der Beschreibung der einzelnen Techniken.)

In unserem Kulturkreis sind die wenigsten Menschen daran gewöhnt, in dieser Position lange zu sitzen und dabei auch noch entspannt zu sein. Daher ist es für viele eine Hilfe, sich dabei an eine Wand zu lehnen.

Der Säugling bekommt auf den Beinen einen besseren Halt, wenn die massierende Person die Füße übereinander schlägt. So bildet sich

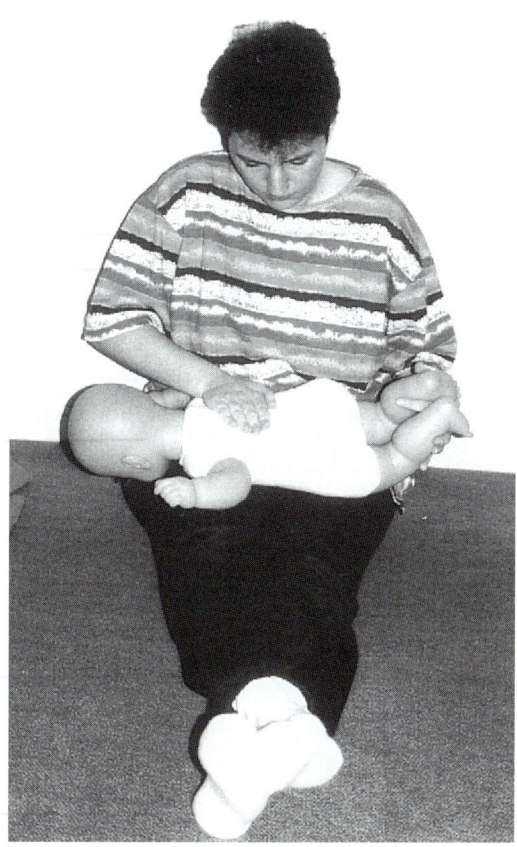

Abb. 7 Massageposition

zwischen den ausgestreckten Beinen eine Schale, in der das Baby sicher liegt. Rutscht es dennoch zu tief, kann man den Spalt mit einem Kissen stopfen.

Besonders Mütter genießen es häufig, wenn ihr Kind nackt auf ihren ebenfalls nackten Oberschenkeln liegt, so daß möglichst viel Körperkontakt zwischen beiden besteht. Da Babys während der Massage öfter Stuhl und/oder Urin ausscheiden, ist es sinnvoll, zwischen die Beine des Säuglings eine zu einem Steg gefaltete Stoffwindel, ein Spucktuch oder ein kleines Handtuch zu legen.

Alternative Massagepositionen

Das Wichtigste bei der Massageposition ist jedoch, daß sich die massierende Person wohlfühlt. Denn nur wenn sie eine unverkrampfte Position einnimmt, kann sie eine entspannte Massage durchführen.

Probieren Sie daher aus: Sitzen Sie am bequemsten im Schneidersitz, mit nebeneinander liegenden ausgestreckten Beinen oder mit gegrätschten, gestreckten Beinen? Oder ist es für Sie bequemer zu knien?

Nehmen Sie sich Zeit, eine Position zu finden, in der Sie es eine längere Zeit aushalten können. Zwar will man während der Massage versuchen, möglichst viel Ruhe auszustrahlen, dennoch sollten Sie nicht in einer ungemütlich werdenden Position ausharren, sondern dann zwischendurch Ihren Sitz variieren. Sonst kommt es zu Verspannungen.

Achten Sie also primär auf sich, bevor Sie mit der Massage beginnen. Egal, für welche Position Sie sich entscheiden, eines ist immer wichtig: Ihr Rücken sollte möglichst gerade sein.

2.5 Grundlegende Informationen zur Babymassage und ihrer Technik

- Jede Mutter/jeder Vater massiert ihr/sein Kind in ihrem/seinem eigenen Tempo.

- Angestrebt werden sollte eine langsame Massage in einem gleichbleibenden Rhythmus, also nicht zwischendurch schneller oder langsamer werden.

- Je kleiner das Kind ist, desto sanfter sollte die Massage sein. Das heißt aber nicht, daß die Berührungen so zaghaft werden, daß sie den Säugling kitzeln. Denn Massage soll dem Baby einen Halt vermitteln. Wir sollten anstreben, möglichst viel von unseren Handflächen in Kontakt mit dem Kind zu bekommen, also eine umfassende Auflage zu gewährleisten. Dies ist natürlich um so schwieriger, je kleiner das Baby ist.

- Sind Mutter oder Vater nach einiger Zeit in der Massage geübt und hat das Kind sich daran gewöhnt, darf der Massagedruck allmählich verstärkt werden. Das Baby wird signalisieren, wenn es ihm zu fest wird.

- Solange die Massage für den Säugling noch neu ist, sollten die einzelnen „Griffe" nur dreimal hintereinander ausgeführt werden. Diese Zahl kann in den nächsten Wochen und Monaten langsam auf acht bis zehn Wiederholungen gesteigert werden. Achten Sie auf Ihr Kind: Solange es ihm gefällt, dürfen die einzelnen Sequenzen wiederholt werden.

- Die Babymassage wird anfangs nur wenige Minuten dauern, kann später aber durchaus auf etwa eine halbe Stunde ausgedehnt werden, solange Mutter/Vater und Kind Spaß daran haben.

- Die vorgestellte Babymassage sollte ihr Kind beruhigen. Daher gilt hier die Regel, immer vom Herzen wegzumassieren. Die richtige Massagerichtung lautet demnach

  - **von den Schultern zu den Händen**
  - **vom Oberschenkel zum Fuß**

  und nicht umgekehrt.

- Das Baby darf sich während der gesamten Massage bewegen. Es sollte nicht gezwungen werden, stillzuhalten. Es liegt in der Kunst des Massierenden, die Bewegungen des Kindes in die Massage zu integrieren.

- Ein Neugeborenes behält noch einige Zeit seine Beugehaltung bei. Nie darf das Kind gewaltvoll gestreckt werden. Leistet ein Kind gegen eine Bewegung Widerstand, muß diese Grenze respektiert werden.

- Kein Kind sollte zu irgend etwas gezwungen werden. Mag es beispielsweise bei der Handmassage seine Fäustchen nicht öffnen, kann man zwar versuchen, das Kind zum Öffnen der Faust zu animieren, doch nie mit Gewalt.

- Nach Möglichkeit sollte der Sichtkontakt zum Baby während der Massage beibehalten werden.

- Ein „Hände-Ausschütteln", wie man es gelegentlich bei anderen Massagen nach Abschluß einer Behandlung sieht, ist nach der Baby-massage in der Regel nicht erforderlich. Es geht bei diesem Aus-schütteln der Hände und Unterarme um ein Abstreifen negativer Energien, die sich von der massierten Person auf die massierende Person übertragen haben könnten. Daher ist ein „Hände-Ausschüt-teln" nur nach der Massage kranker Kinder sinnvoll.

- Wegen der Verletzungsgefahr des Babys sollte die massierende Per-son an Unterarmen und Händen keinen Schmuck tragen. Armband-uhren sollten ebenfalls abgelegt werden, schon allein deshalb, weil man während der Massage die Zeit vergessen sollte. Außerdem geben Uhren einen bestimmten Rhythmus vor, dabei sollten die bei-den Massagepartner ihren individuellen Zeittakt finden.

- Wünschenswert wäre eine regelmäßige Massage des Babys, gerade in der Lernphase ist tägliches Massieren ideal. Man kann dieses auch auf der Wickelkommode durchführen, auch wenn die massierende Person im Stehen nicht so entspannt sein kann wie im Sitzen.

- Beim Massieren ist darauf zu achten, alle Körperteile möglichst gleich intensiv zu behandeln. Vor allem sollte nicht eine bestimmte Seite bevorzugt werden, damit die linke und die rechte Körperhälfte mit gleicher Intensität und Frequenz stimuliert werden.

- Auch wenn hier vorgegebene Massagegriffe gelehrt werden, sollte viel Raum für individuelle, spontane Massagen gegeben werden. Die vorgestellte Massage ist eine mögliche Form der intensiven Berüh-rung, und sie kann den Eltern eine Basis für eigene, individuelle Berührungsexperimente bieten. Lassen Sie sich in Ihrer Kreativität von Ihrem Kind leiten.

3 Die Indische Babymassage – Schritt für Schritt erklärt

Die von *Frédérick Leboyer* weitergegebene traditionelle Indische Babymassage hat einen vorgegebenen Ablauf, den ich hier vorstellen möchte. Natürlich bleibt es Ihnen überlassen, die einzelnen Segmente in der Reihenfolge zu variieren oder durch zusätzliche Massagegriffe, die im folgenden Kapitel dargestellt werden, zu ergänzen.

Bei der Indischen Babymassage erfolgt die Massage der einzelnen Körperteile in folgender Reihenfolge:

1. Brust (inclusive Schulterbereich)
2. Arme*
3. Hände*
4. Bauch
5. Beine*
6. Füße*
7. Rücken (mit Gesäß)
8. Gesicht
9. abschließende Yogahaltungen
10. Entspannungsbad

Die Massagegriffe

Das Kind liegt vor Ihnen auf seinem Rücken, wobei seine Füße zu Ihrem Bauch zeigen, sein Kopf also am weitesten von Ihnen entfernt ist. Blickkontakt ist möglich. Idealerweise haben Ihre Beine durch das Übereinanderschlagen der Füße eine Kuhle gebildet, in der das Baby geschützt liegt. Eine zu einem Steg gefaltete Stoffwindel liegt schützend zwischen seinen Beinen.

---

* Bei den paarigen Körperteilen gilt, daß diese nacheinander massiert werden. Erst wenn der eine Arm samt Hand mit allen beschriebenen Massagegriffen komplett bearbeitet worden ist, folgt der andere Arm. Es wird also nicht ständig zwischen den beiden Seiten hin- und hergesprungen. Dies gilt analog für die Beine/Füße.

Neben Ihnen steht eine Flasche Massageöl oder besser noch eine kleine Schale, in die Sie etwas Öl abgefüllt haben. Kaltes Öl sollte vorher leicht erwärmt werden (auf die Heizung stellen). Tauchen Sie nun zwei Finger in das Ölgefäß und beginnen Sie, das Öl mit ruhigen, gleichmäßigen Bewegungen auf Ihren Händen zu verteilen. Nutzen Sie diese Zeit, vom Alltag abzuschalten und sich ganz auf die bevorstehende Massage einzustellen.

Legen Sie nun behutsam beide Hände auf den Brustkorb des Kindes und lassen Sie sie dort eine Weile ruhen. So kann sich auch Ihr Baby auf die Berührung einstimmen.

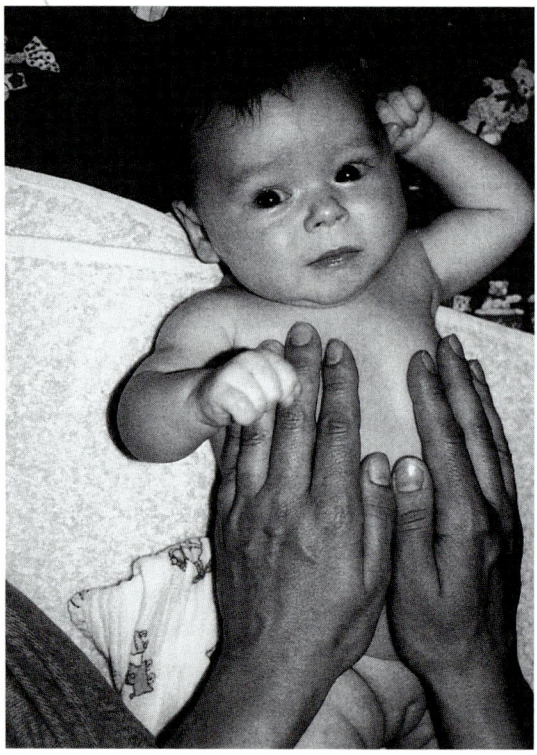

Abb. 8 „Ankommen beim Kind"

Die nachfolgend beschriebenen Handgriffe sollten anfangs nur dreimal hintereinander durchgeführt werden.

3.1 Brustkorb mit Schultern

Auf der Brust werden zwei Massagetechniken durchgeführt:

1. Ihre Hände liegen ruhig in der Mitte des Brustkorbs, die ganze Handfläche hat Kontakt zum Körper Ihres Kindes. Die Fingerspitzen zeigen zum Hals des Babys.

   Stellen Sie sich nun vor, daß vor Ihnen ein offenes Buch liegt, dessen aufgeschlagene Seiten Sie glätten wollen.

   Beginnen Sie behutsam, sehr sanft und langsam, Ihre Hände den Rippen folgend nach außen zu führen. Wenn die Hände, die Sie gleichzeitig in entgegengesetzte Richtung bewegen, an den beiden Seiten des Brustkorbs angelangt sind, dann heben Sie sie ab und führen Sie sie wieder in der Mitte des Brustkorbs zusammen. Wiederholen Sie diese Bewegung insgesamt dreimal.

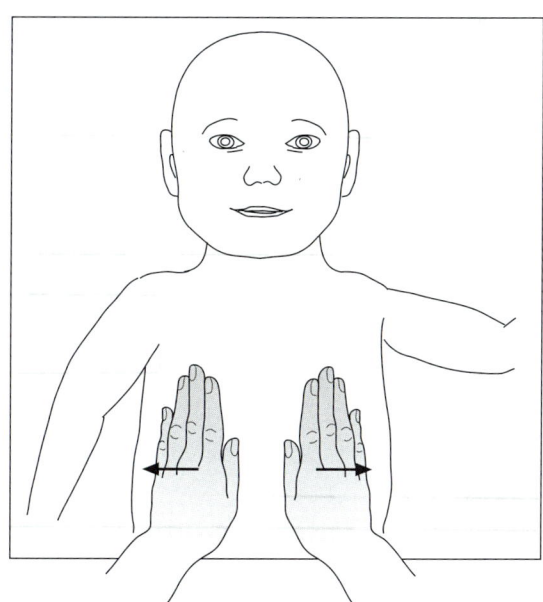

Abb. 9 Horizontale Brustmassage

Worauf Sie achten sollten:

- Ihre Händflächen sollen die Massage ausführen, nicht nur die Fingerspitzen, denn diese würden Ihr Kind kitzeln.
- Führen Sie die Bewegungen ganz bewußt sehr langsam aus.
- Behalten Sie den Blickkontakt zum Kind bei.

2. Gerade haben Sie eine horizontale Bewegung durchgeführt, nun folgt eine diagonale Massagerichtung. Dazu legen Sie beide Hände an die Hüften des Kindes, bei kleinen Babys liegen die Hände links und rechts seitlich am Gesäß.

Bei dieser Übung bleibt immer eine Hand an der Hüfte liegen, während die andere massiert. Dann ist Handwechsel angesagt.

Während Ihre linke Hand an der Flanke des Kindes ruht, beginnt die rechte Hand, diagonal über den Brustkorb zur gegenüberliegenden Schulter zu streichen und möglichst weit um diese Schulter herum. Dann heben Sie die Hand in ihre Ausgangsposition zurück.

Jetzt streichen Sie mit der rechten Hand zur gegenüberliegenden Schulter.

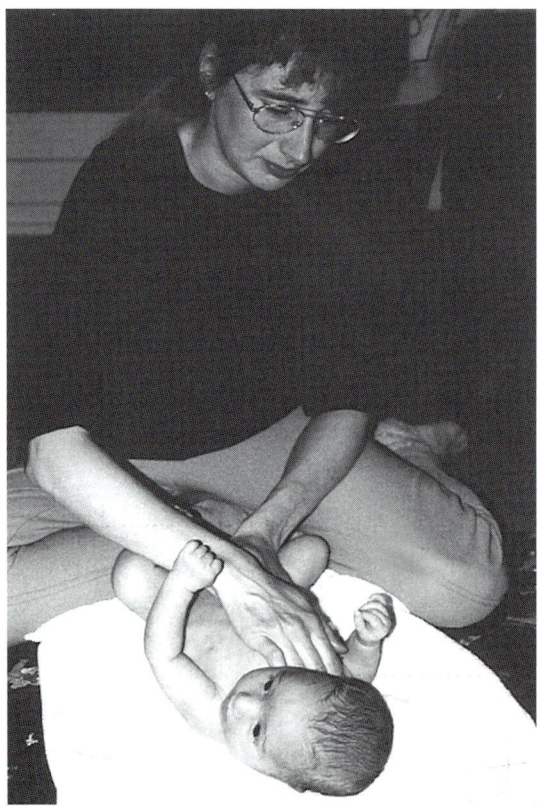

Abb. 10 Diagonale Brustmassage

Worauf Sie achten sollten:

- Ist der Nabelschnurrest des Neugeborenen noch nicht abgefallen oder die Wunde noch nicht verheilt, dann massieren Sie im leichten Bogen am Bauchnabel vorbei.
- Die Haut des Kindes darf sich unter Ihren Händen verschieben.
- Der Daumen liegt während der Massage der Hand an.

Variationsmöglichkeit

Erfahrungsgemäß gefällt es den meisten Müttern und Kindern besser, während der Brustmassage die Hände nicht immer wieder vom Körper des Kindes abzuheben und an einer anderen Stelle abzusetzten. Wollen Sie einen ununterbrochenen Hautkontakt gewährleisten, dann führen Sie die Bewegungen sozusagen rückwärts aus, bis die Hände wieder in der Ausgangsstellung sind. Sie streichen bei der zuletzt dargestellen Massage also erst zur gegenüberliegenden Schulter, dann um diese herum und anschließend wieder zurück.

3.2 Arme

Zur Massage der Arme legen Sie Ihr Baby entweder in Seitenlage oder es bleibt auf dem Rücken liegen.

1. Zuerst wird der Arm „gemolken". Halten Sie mit einer Hand den Arm des Babys am Handgelenk hoch und dort fest. Fest bedeutet jedoch nicht starr, denn den Bewegungen des Kindes soll nachgegeben werden. Sein Bewegungsspielraum muß erhalten bleiben.

Die andere Hand bildet mit Daumen und den Fingern einen Ring und führt eine melkende Bewegung aus. Dabei beginnen Sie an der Schulter und streichen in Richtung Handgelenk. Möglichst alle Finger sollen den Arm umfassen. Am Handgelenk angekommen findet eine Handwechsel statt, damit der Arm des Kindes möglichst gleichmäßig von allen Seiten massiert wird.

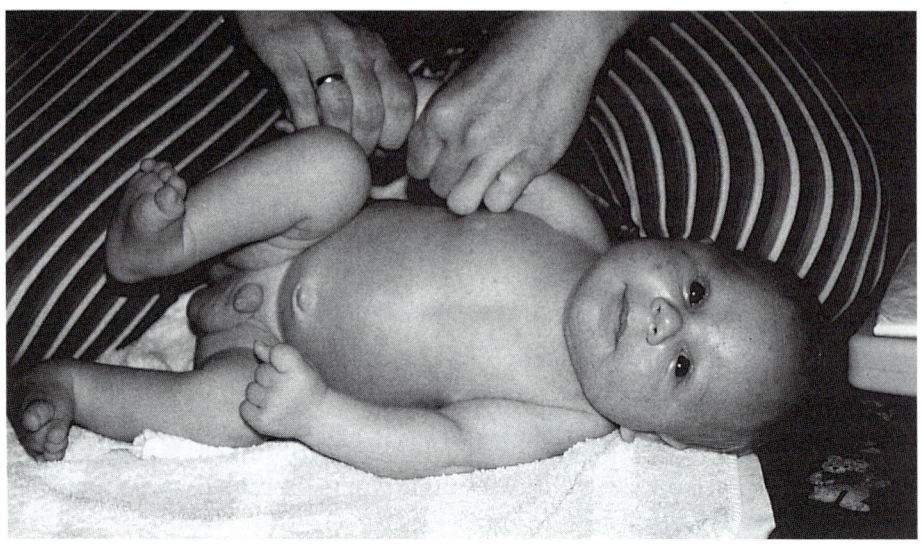

Abb. 11 „Melken" des Arms

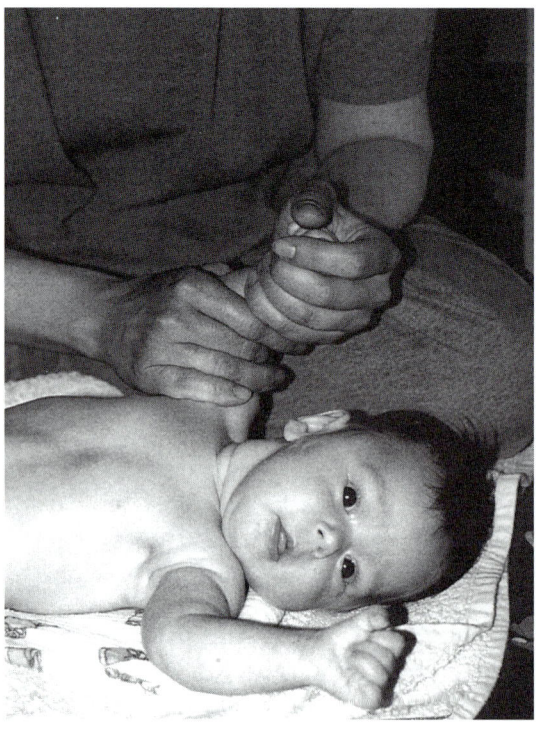

Abb. 12 Ellenbogenmassage

Worauf Sie achten sollten:

- Schränkt man die Bewegungsfreiheit der Ärmchen ein, wird die Armmassage schnell heikel, der Säugling beginnt zu schreien. Beziehen Sie die Bewegungen also in die Massage ein.

- Die physiologische Beugehaltung beim Neugeborenen muß beachtet werden, Sie massieren also beim Ellenbogen um die Kurve herum.

---

2. Während die gerade durchgeführte Armmassage dem Verlauf des kindlichen Armes folgt, liegt der Schwerpunkt der nächsten Technik auf der queren Bewegung rund ums Ärmchen herum. Hier werden zwei Bewegungen parallel ausgeführt: Zum einen führen Sie die Massage wieder von der Schulter in Richtung Hand aus, zum anderen kommt eine drehende Bewegung mit sanftem Druck um das Ärmchen herum dazu.

Dieser Massagegriff ähnelt dem Auswringen eines nassen Handtuchs. Legen Sie Ihre beiden Hände nebeneinander auf den Oberarm des Kindes möglichst nah an die Schulter heran. Wie beim Fahrradfahren umfassen die Daumen statt der Lenkstange den Arm des Kindes, Daumen und Finger bilden also einen Ring.

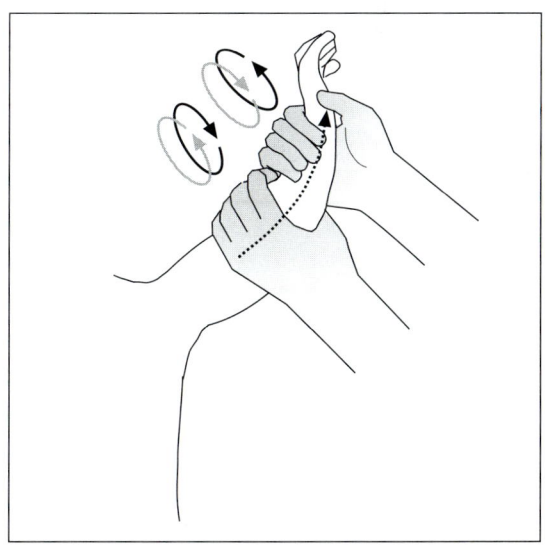

Abb. 13 Querbewegung

Beginnen Sie nun mit kreisenden Bewegungen Ihrer Hände um das Ärmchen herum, dabei arbeiten Ihre Hände gegeneinander: Geht die eine Hand vor, geht die andere Hand gleichzeitig zurück. „Wringen" Sie auf diese Weise den Arm bis zum Handgelenk durch und beginnen Sie dann wieder am Oberarm.

Worauf Sie achten sollten:

- Massieren Sie die Handgelenke besonders intensiv, da hier viele Nerven gebündelt sind. Aus der chinesischen Medizin wissen wir, daß sich hier auch die sogenannten Meridiane treffen, die Bahnen, auf denen die menschliche Energie fließt. Eine ausführliche Massage um das Handgelenk tut Ihrem Kind daher sehr gut (Abb. 14).

- Der Körper der massierenden Person sollte während der Massage mitschwingen, also in Bewegung sein. „Tanzt" der Oberkörper parallel zu den Wringbewegungen mit, kommt ein positiver Energiefluß in Gang.

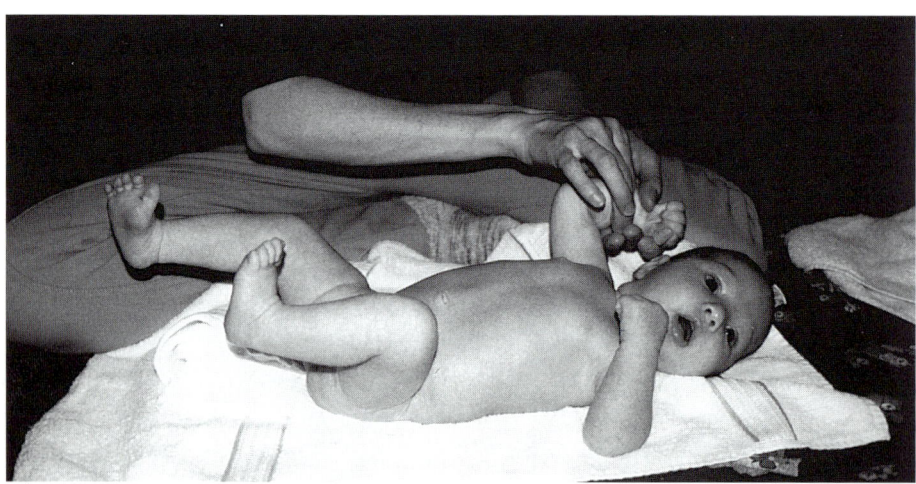

Abb. 14 Handgelenksmassage

3.3 Hände

An die Massage des Armes schließt sich die Stimulation der Hand an.

Ergreifen Sie eine Babyhand mit Ihren beiden Händen. Der Handrücken des Kindes ruht dabei auf den Innenflächen Ihrer Finger. Ihre bei den Daumen befinden sich an der Arminnenseite des Kindes in Höhe des Handgelenkes und zeigen in Richtung der kindlichen Fingerspitzen.

Beginnen Sie nun ganz sanft und vorsichtig, mit einem Ihrer Daumen in den Handteller Ihres Kindes hineinzugleiten und diese streichende Bewegung bis zu den Fingerspitzen fortzusetzen. So können Sie nach und nach die gesamte Handfläche bearbeiten und jeden Finger einzeln ausstreichen. Es bleibt Ihnen überlassen, ob sich Ihre Daumen abwechseln, oder ob Sie die Handmassage nur mit einem Ihrer Daumen durchführen.

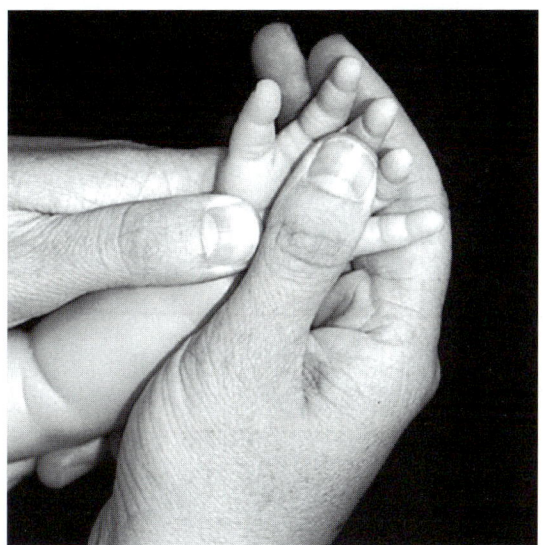

Abb. 15 Handmassage mit beiden Daumen

Worauf Sie achten sollten:

- Je jünger der Säugling ist, desto schwieriger gestaltet sich die Handmassage, denn er hat seine Hände meist zu Fäustchen geballt. Zwingen Sie ihn nicht, die Faust zu öffnen, sondern laden Sie ihn nur vorsichtig dazu ein. Haben Sie Geduld, irgendwann wird das Baby auch diese Massage mitmachen. Versuchen Sie es bei jeder Massage von neuem.

- Ihr Massagedruck sollte an den Fingern des Kindes nachlassen, damit diese nicht überstreckt werden. Außerdem müssen die Fingerchen während der Massage von unten durch Ihre Finger gestützt werden.

Variationsmöglichkeit

Statt die Hand mit dem Daumen zu massieren, können Sie diese auch mit Ihrer ganzen Hand ausstreichen. Sie stützen die Babyhand wieder von unten, mit der anderen Hand streichen Sie vom Handgelenk des Kindes zur Peripherie. Dabei sollten nicht nur Ihre Fingerspitzen massieren, sondern die ganze Hand eingesetzt werden. Streichen Sie die Handinnenfläche des Kindes mit Ihrer eigenen Handinnenseite. Dabei beginnen Sie an seinem Handgelenk, streichen dann zu den Fingerspitzen und schließlich darüber hinweg.

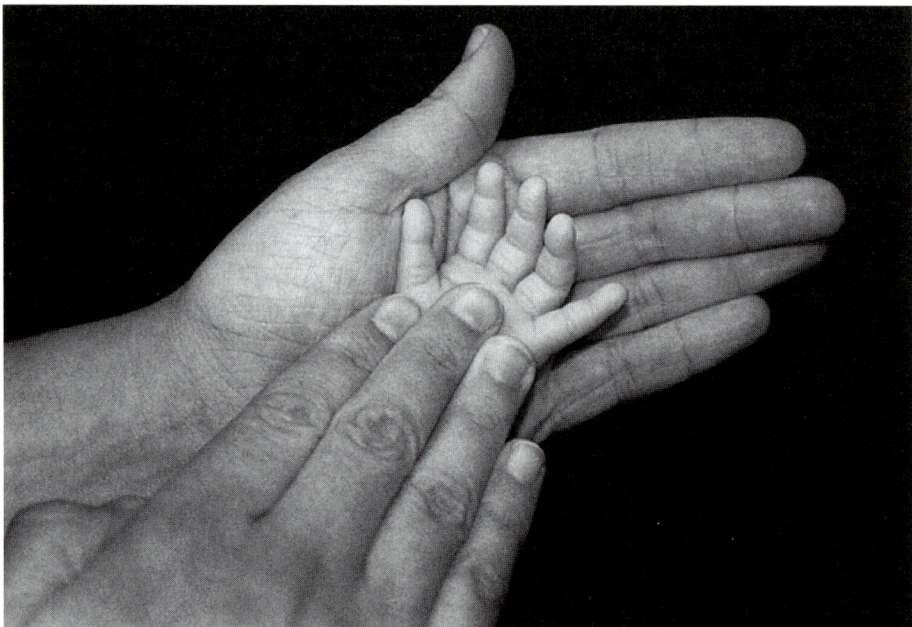

Abb. 16 Handmassage mit der ganzen Hand

Wenn Sie nun den einen Arm des Kindes samt Hand massiert haben, wiederholen Sie diese Griffe auf der anderen Seite, bevor Sie sich dem Bauch des Kindes widmen.

3.4 Bauch

Bevor Sie mit der Bauchmassage beginnen, sollten Sie sich ein Bild darüber verschaffen, wo sich der **Rippenbogen** des Kindes befindet, denn die Bauchmassage setzt immer unterhalb des Rippenbogens an.

Außerdem ist es sinnvoll zu wissen, wo der **Magen** des Kindes liegt, denn hier sollten Sie besonders vorsichtig sein – vor allem, wenn die letzte Mahlzeit noch nicht lange her ist. Liegt Ihr Kind vor Ihnen auf seinem Rücken, befindet sich sein Magen (von Ihnen aus gesehen) auf der rechten Seite unterhalb des Rippenbogens.

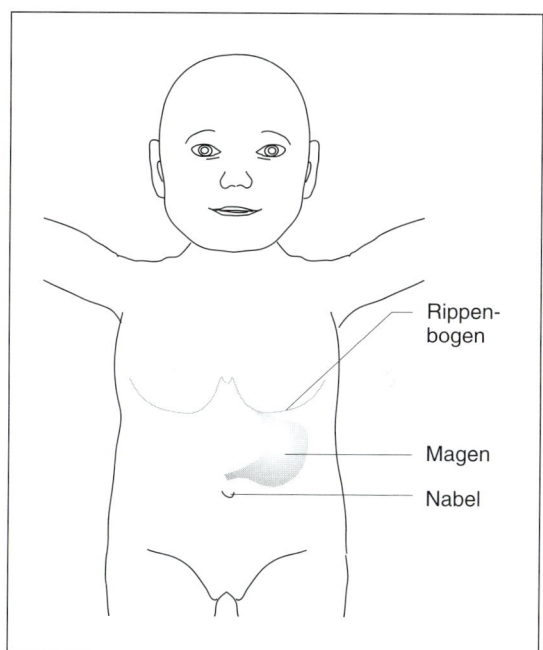

Abb. 17 Anatomie

Übrigens: Bei der Bauchmassage scheiden die Kinder besonders häufig aus. Vergewissern Sie sich also vorher noch einmal, ob die Stoffwindel noch schützend zwischen den Beinen liegt.

1. Wenn Sie die Arme in Seitenlage massiert haben, dann drehen Sie Ihr Kind jetzt zurück auf den Rücken. Diese Massage ähnelt dem Schaufelrad eines Mississippi-Schaufelraddampfers, das sich durch die Fluten des legendären Flusses wälzt. Wer hat nicht diese Bilder aus dem Film über die Abenteuer von „Tom Sawyer und Huckleberry Finn" von Mark Twain vor Augen? Genauso machen Sie es jetzt: Mit einer schaufelnden Bewegung streichen Sie Hand über Hand über den Bauch des Babys.

   Ihre Hand setzt dabei sanft unterhalb des Rippenbogens mit der gesamten Handinnenfläche auf, dann drehen Sie die Handinnenfläche zu sich hin, so daß nach dieser Bewegung nur noch die Außenkante Ihrer Hand beziehungsweise Ihres kleinen Fingers in Kontakt mit dem Bauch ist. Ihre Hand bewegt sich außerdem auf Sie zu. Hat die eine Hand „geschaufelt" und hebt sie dann vom Bauch des Kindes ab, setzt im gleichen Augenblick die andere Hand auf.

Kommen Sie wie ein Wasserrad in eine fließende Bewegung.

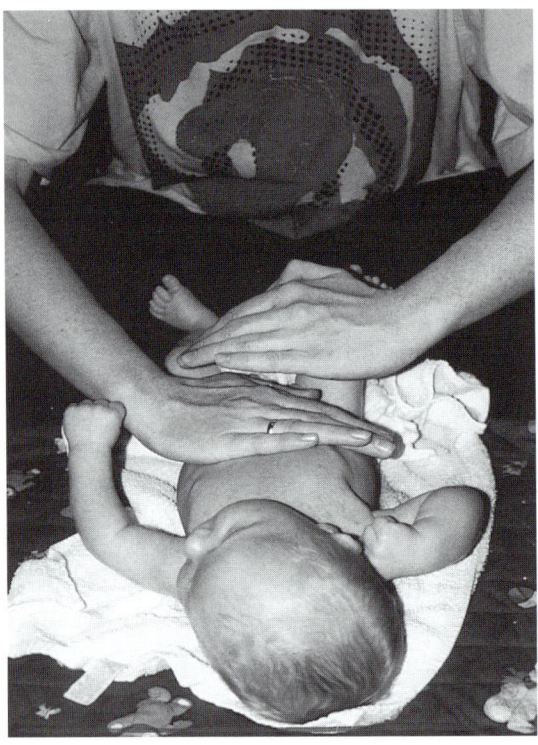

Abb. 18 Schaufelrad

Worauf Sie achten müssen:

- Üben Sie diese Bewegung langsam und vorsichtig. Erst wenn Sie das „Schaufeln" ohne zu überlegen ausführen können, sollten Sie den Druck vorsichtig erhöhen.

- Dann können Sie zu der Abwärtsbewegung noch eine seitliche Bewegungsrichtung hinzunehmen. Setzen Sie dazu das „Schaufelrad" (von Ihnen aus gesehen) so weit wie möglich links auf dem Leib des Kindes auf. Während Sie dann das Wasserrad wie gewohnt fließen lassen bewegen sich Ihre Hände zusätzlich quer über den Bauch nach rechts, heben dann ab, um wieder links aufzusetzen.

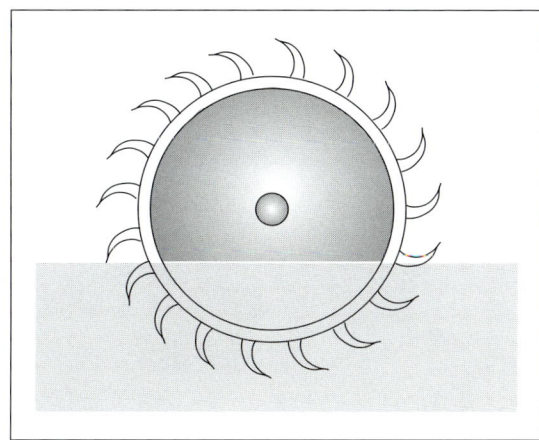

Abb. 19 Schaufelrad

2. Auf den ersten Blick etwas brutal sieht die nächste Übung aus. Wenn Sie dabei das Bild vor Augen haben, wie Sie beim Kuchenbacken einen Teig mit einem Nudelholz ausrollen, dann können Sie sich die Bewegung gut vorstellen.

Ihr Kind liegt nach wie vor auf dem Rücken vor Ihnen, doch müssen Sie bei dieser Bauchmassage zur Entlastung der Bauchdecke die kindlichen Beine anwinkeln. Heben Sie dazu seine Füße mit einer Hand hoch, so daß sich zwischen seinen Oberschenkeln und seinem Rumpf in etwa ein rechter Winkel bildet. Ihr Zeigefinger befindet sich zwischen seinen Füßchen.

Dann benutzen Sie Ihren Unterarm als „Teigroller". Setzen Sie diesen unterhalb (!) des Rippenbogens vorsichtig auf dem Leib auf. Der Unterarm wird dann über den Bauchraum nach unten gedreht, so daß nach der Drehung nur noch die Elle Kontakt zum Babybauch hat.

Führen Sie auch diese Massage anfangs nur dreimal durch.

Worauf Sie achten sollten:

• Beginnen Sie sanft, später kann der Druck etwas kräftiger werden.

• Massieren Sie nicht mit den harten, ungleichmäßigen Handgelenksknochen, sondern mit dem weicheren Unterarm; die Elle ist glatter und „runder", daher für das Kind angenehmer.

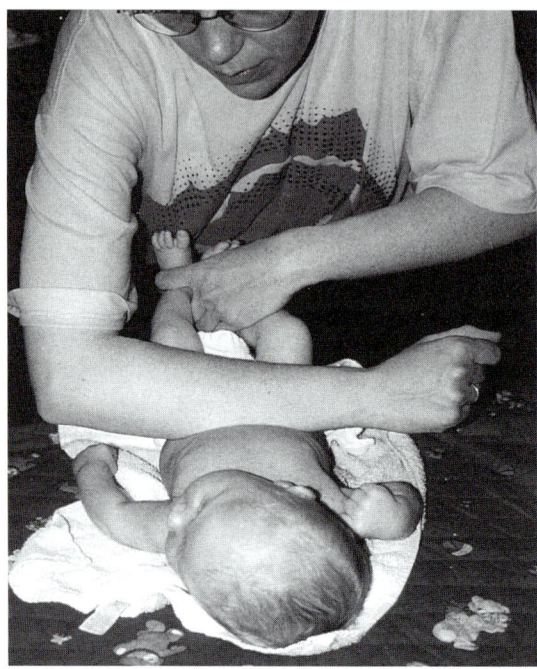

Abb. 20 „Teigroller"

3.5 Beine

Die Massage der Beine entspricht der Massage der Arme. Auch hier gilt die Regel: Die Massage erfolgt vom Zentrum des Kindes zur Peripherie.

1. Ihr Kind liegt vor Ihnen auf seinem Rücken. Halten Sie mit einer Hand ein Fußgelenk und heben Sie das Bein daran in die Höhe.

   Während die eine Hand somit das Bein hochhält, „melkt" die andere Hand das Bein vom Oberschenkel bis zum Knöchel. Dann übernimmt die „melkende" Hand das Festhalten, und die andere beginnt mit der Massage.

Worauf Sie achten sollten:

- Die Hände wechseln sich ab, aber immer bleibt eine Hand am Fußgelenk, um das Bein zu stützen. Lassen Sie dem Bein trotzdem Bewegungsfreiheit und passen Sie sich der Bewegung des Kindes an.

- Massieren Sie möglichst langsam.

2. Anschließend führen Sie eine wringende Bewegung vom Hüftgelenk zum Fußgelenk durch, Finger und Daumen arbeiten gegeneinander (s. Armmassage)

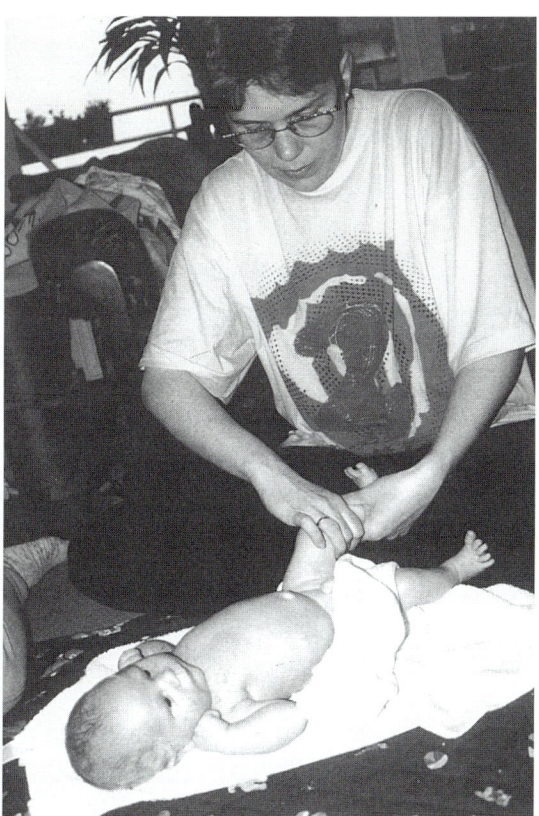

Abb. 21 Massage der Beine

Worauf Sie achten sollten:

- Die Massage sollte rhythmisch, aber nicht hektisch erfolgen. Ihr Oberkörper schwingt dabei mit.

- Da auch die Fußgelenke „reine Energiebündel" sind (Treffen der Nervenbahnen und Meridiane), lohnt es sich, hier mit der Massage etwas länger zu verweilen.

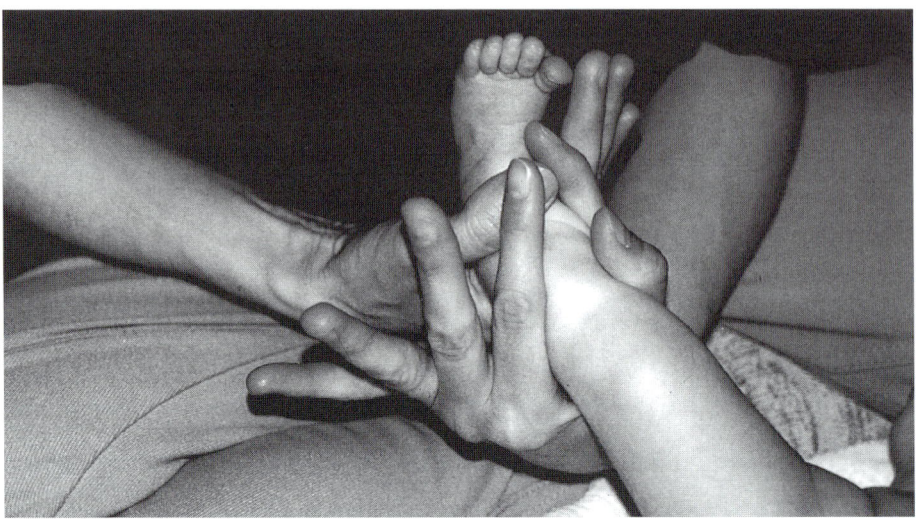

Abb. 22 Rhythmisch massieren

3.6 Füße

Die Fußmassage entspricht der Handmassage, wobei Sie es hier wesentlich leichter haben, da die Füße eine offene Haltung haben. Allerdings können Sie hier auch einen Reflex des Kindes auslösen, bei

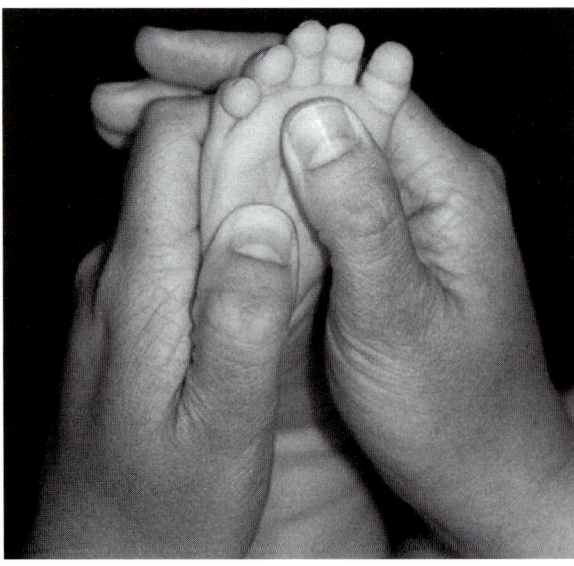

Abb. 23 Fußmassage

dem es seine Zehen zusammenrollt (ähnlich dem Greifreflex der Hand klammert es sich dabei mit den Zehen an Ihrem Daumen fest).

1. Stützen Sie mit beiden Händen den Fußrücken. Dabei massiert Ihr Daumen die Fußsohle von der Ferse bis zu den Zehen und darüber hinweg.

Worauf Sie achten sollten:

- Der Massagedruck ist an der Fußsohle recht intensiv, an den Zehen muß jedoch deutlich vorsichtiger massiert werden.
- Nicht nur der Fußrücken sollte gestützt werden, sondern vor allem die Zehen.

---

2. Nun wird die Fußsohle mit der Handinnenfläche ausgestrichen, und zwar von der Ferse zu den Zehen und darüber hinweg.

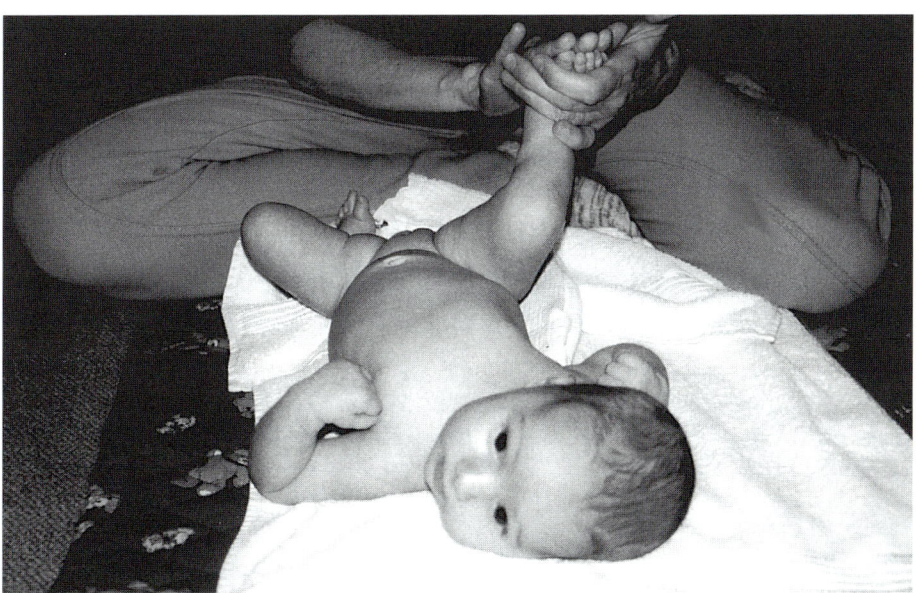

Abb. 24 Ausstreichen der Fußsohle

Worauf Sie achten sollten:

- Auch hier müssen Fußrücken und Zehen stützenden Gegendruck von unten erhalten.

3.7 Rücken

Viele Menschen werden besonders gern am Rücken massiert. Auch die meisten Babys genießen dies besonders.

Einen Säugling legen Sie sich dazu am besten quer über Ihre Oberschenkel, ein größeres Kind kann auch quer vor Ihnen auf einer Decke oder einem Kissen liegen und Sie knien sich daneben.

Bei der Rückenmassage unterscheiden wir drei Techniken, wobei sich die dritte aus der zweiten ableitet.

1. Die rechte und die linke Hand streichen im Wechsel vor und zurück quer über den Rücken. Beide Hände bewegen sich also gleichzeitig, jedoch in entgegengesetzte Richtung. Ausgangsposition für beide Hände ist die Wirbelsäule.

   Neben diesem Vor- und Zurückstreichen wandern Ihre Hände gleichzeitig über den ganzen Rücken. Sie beginnen möglichst nah am Hals und arbeiten sich dann bis zum Po fort, dann wieder zurück.

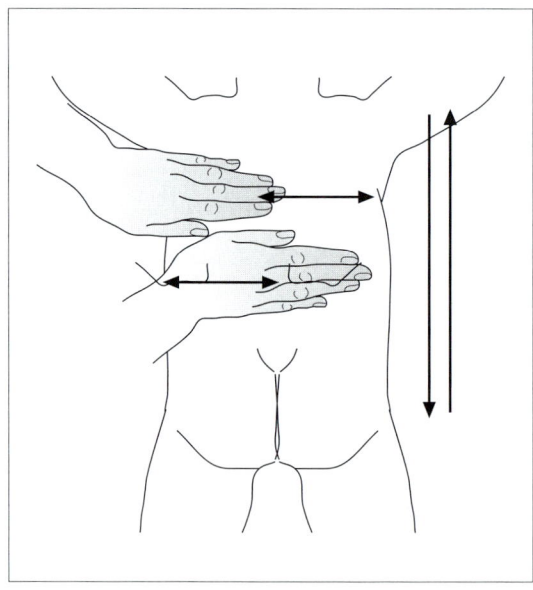

Abb. 25 Rückenmassage, Übung 1

Worauf Sie achten sollten:

- Liegt Ihr Baby quer auf Ihren Unterschenkeln, sollte es nicht „durchhängen". Legen Sie es daher weit genug auf die Seite herüber, zu der der Kopf zeigt. Eventuell müssen Sie noch ein Kissen unterlegen.

- Kinder, die nicht gerne auf dem Bauch liegen, kann man etwas ablenken, indem man ihnen beispielsweise ein buntes Spielzeug vor das Gesicht legt.

- Tolerieren Sie auch in dieser Position die Bewegungen des Kindes.

- Massieren Sie den Rücken langsam, aber mit sanftem, gefühlvollem Druck.

2. Nun legen Sie eine Hand auf den Po des Kindes. Streichen Sie dann mit der anderen Hand am Hinterkopf beginnend über Nacken, Rücken und Gesäß und mit Schwung über dieses hinweg in die Luft. Der Bereich von Kreuzbein und Po dient sozusagen als „Sprungschanze".

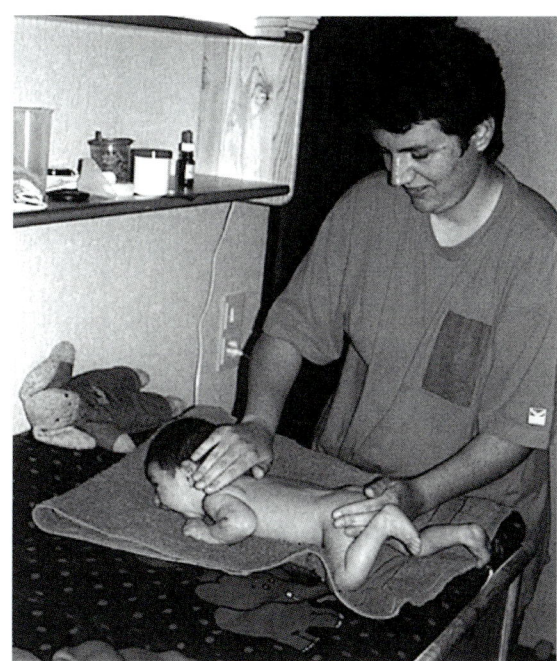

Abb. 26 Rückenmassage, Übung 2

Worauf Sie achten sollten:

- Diese Bewegung enthält Schwung, sollte also nicht zu langsam erfolgen.

- Halten Sie Ihre Daumen jeweils dicht an den Händen angelegt, nicht abgespreizt.

3. Die dritte Übung ist eine Erweiterung der zweiten Massagetechnik, denn hier werden zusätzlich die Beine und Füße einbezogen.

   Nehmen Sie die Füße des Babys locker in die den Füßen zugewandte Hand. Der Zeigefinger liegt zwischen den Füßchen. Halten Sie so die Beine etwas erhöht.

   Die andere Hand streicht vom Hinterkopf über Nacken, Rücken, Po, Beine und Fußsohlen bis zu den Zehen und darüber hinweg.

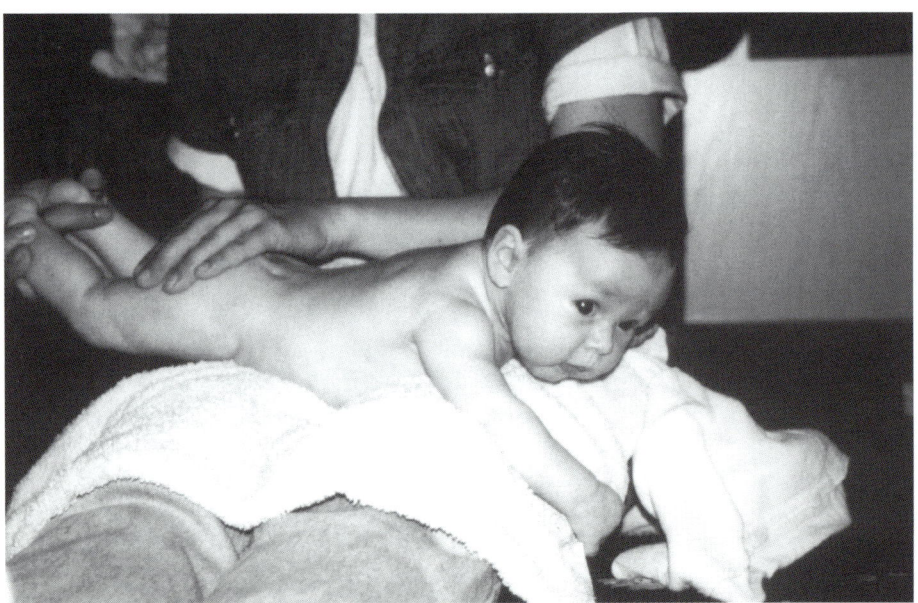

Abb. 27 Rückenmassage, Übung 3

Worauf Sie achten sollten:

- Beim Hochheben der Beine sollte das Kind nicht in eine ausgeprägte Hohlkreuzhaltung gelangen.

- Sofern das Kind es nicht toleriert, an den Füßen festgehalten zu werden, können Sie seine Unterschenkel quer über Ihren Unterarm legen und gegebenenfalls die Beine nacheinander ausstreichen.

3.8 Gesicht

Nicht jedes Kind mag es auf Anhieb, im Gesicht massiert zu werden. Gehen Sie daher ganz behutsam vor. Verwenden Sie im Gesicht möglichst kein Öl.

Ihr Kind liegt nun wieder auf seinem Rücken, der Kopf ist von Ihnen am weitesten entfernt. So ist der Blickkontakt gewährleistet. Säßen Sie bei dieser Massage hinter dem Köpfchen des Babys, würde es seinen Kopf überstrecken und nach hinten gucken müssen.

1. Legen Sie die Daumen an Ihre Hände an. Setzen Sie dann die Fingerspitzen auf die Stirnmitte des Kindes und streichen Sie sanft an

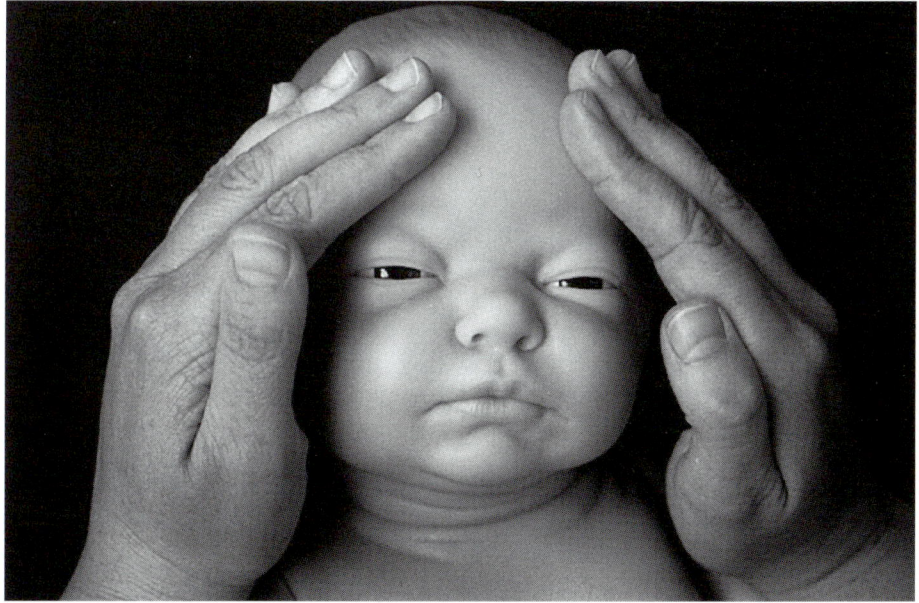

Abb. 28 Gesichtsmassage, Übung 1

den Augenbrauen entlang, dann über die Schläfen bis zu den Ohren. Diese quere Bewegung läßt sich wieder mit dem offenen Buch vergleichen, bei dem Sie die offenen Seiten glätten wollen.

Sind Sie an den Seiten des Kopfes angelangt, heben Ihre Hände ab, um wieder in der Mitte der Stirn zu beginnen.

Worauf Sie achten sollten:

- Diese Bewegung muß betont langsam durchgeführt werden, damit das Kind sich nicht erschrickt. Es wird bei dieser Übung wahrscheinlich seine Augen schließen.

- Die Gesichtsmassage muß sanft, fast streichelnd, beginnen und kann im Laufe der Zeit etwas fester werden.

---

2. Nun bringen Sie Ihre Daumen an die Nasenflügel des Kindes. Ihre Hände liegen locker seitlich am Kopf des Babys. Streichen Sie jetzt vorsichtig mit beiden Daumen links und rechts neben der Nase empor in Richtung Stirn bis zum Ansatz der Augenbrauen. Dann beginnen Sie wieder von vorne.

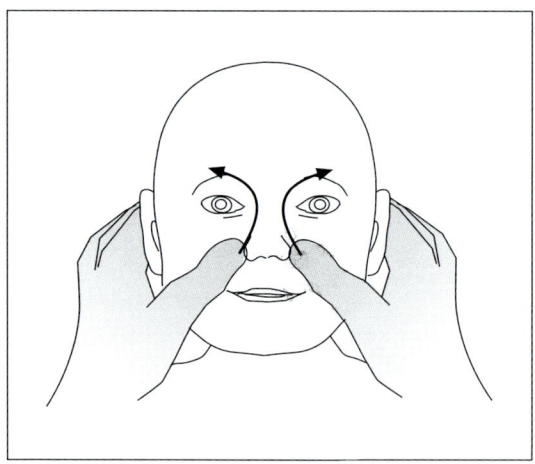

Abb. 29 Gesichtsmassage, Übung 2

Worauf Sie achten sollten:

- Drücken Sie bei dieser Massage die Nase nicht zusammen, damit Ihr Baby weiter gut durch die Nase atmen kann.

Variationsmöglichkeit

Viele Kinder genießen es, wenn der oben beschriebene „Weg" über die Augenbrauen bis zu den Schläfen fortgeführt wird. Man kann dann auch den Kreis schließen und mit den Daumen deutlich unterhalb der Augen zu den Nasenflügeln zurückgleiten.

3. Der nächste Massagegriff beginnt auf den geschlossenen Augenlidern des Kindes. Legen Sie Ihre Daumen ganz sanft auf die Lider auf und streichen Sie dann abwärts. Dabei machen die Daumen einen Schlenker zur Mitte, um möglichst nah an der Nase entlangzustreichen. An den Nasenflügeln angelangt gleiten die Daumen nach außen zu den Mundwinkeln. Dabei werden die Lippen wie bei einem Breitmaulfrosch nach außen in die Breite gezogen. Legen Sie danach wieder Ihre Daumen ganz sanft auf die Augenlider und wiederholen Sie die Bewegung.

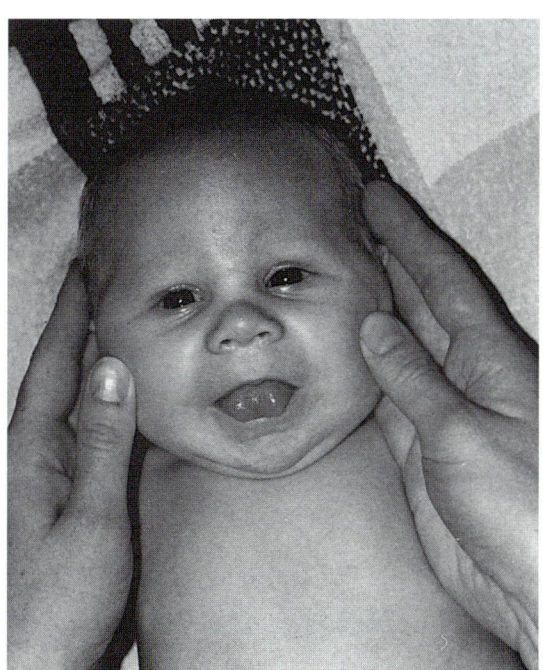

Abb. 30 Gesichtsmassage, Übung 3

Worauf Sie achten sollten:

- Wenn Sie bei Säuglingen zu nah an die Mundwinkel herankommen, lösen Sie den Suchreflex aus. Das Kind wendet sich irritiert zu einer Seite, um die Brustwarze der Mutter zwecks Stillen zu suchen. Bleiben Sie daher ein wenig von den Mundwinkeln entfernt.
- Sollte Ihr Kind es nicht tolerieren, daß Sie die Augen mit in die Berührung einbeziehen, dann beginnen Sie mit dieser Massage seitlich an der Nase.

3.9 Abschließende Yogahaltungen

Die traditionelle indische Babymassage endet mit drei Übungen, die wie Gymnastik aussehen. Sie sind aus dem Yoga (dem Hatha-Yoga, einer speziellen Yoga-Richtung) abgeleitet. Man bringt das Baby hierzu jeweils in

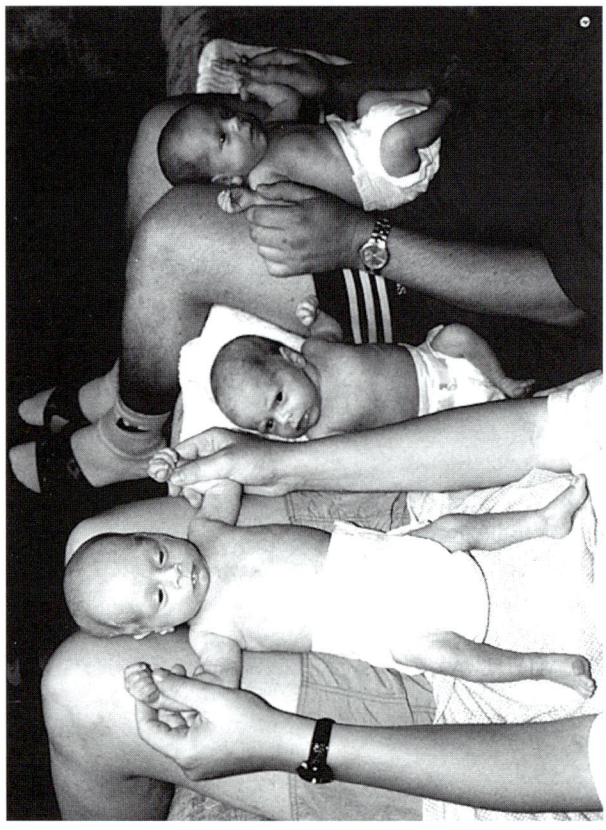

Abb. 31 Yogahaltung 1, Teil I

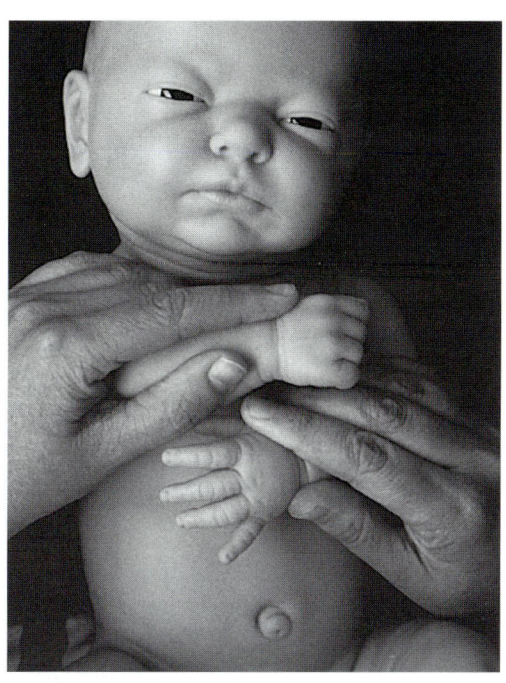

Abb. 32 Yogahaltung 1, Teil II

eine bestimmte Haltung und läßt es in dieser Stellung kurz verharren. Es ist sehr wichtig, diese Techniken ganz bewußt ruhig durchzuführen.

1. Umfassen Sie beide Händchen an den Handgelenken und öffnen Sie dann die Ärmchen ganz langsam und vorsichtig zur Seite. Halten Sie sie dort einen Augenblick, bevor Sie die Arme dann über der Brust verschränken und dort kurz innehalten. Danach öffnen Sie die Arme wieder zur Seite.

   Beginnen Sie diese Yogahaltungen in der Weite (ausgestreckte Arme) und lassen Sie sie auch wieder in der Weite enden.

Worauf Sie achten sollten:

- Beim Verschränken der Arme über der Brust sollte abwechselnd mal der rechte und mal der linke Arm oben liegen. So wird der Körper gleichmäßig stimuliert.

- Zwingen Sie Ihr Kind niemals in eine zu große Streckung. Achten Sie auf seine Signale, es zeigt seine Grenzen deutlich an. Je kleiner das Baby ist, desto geringer fällt die sich öffnende Bewegung aus.

2. Die zweite Yoga-Haltung wird diagonal ausgeführt: Ihr Kind liegt auf dem Rücken vor Ihnen. Erfassen Sie nun sein rechtes Fußgelenk sowie sein linkes Handgelenk. Gleichzeitig führen Sie nun den rechten Fuß langsam in Richtung linke Schulter und die linke Hand in Richtung rechter Oberschenkel. Halten Sie Ihr Kind kurz in dieser Stellung, bevor sie diese lösen und die Übung mit dem anderen Arm und dem anderen Bein wiederholen.

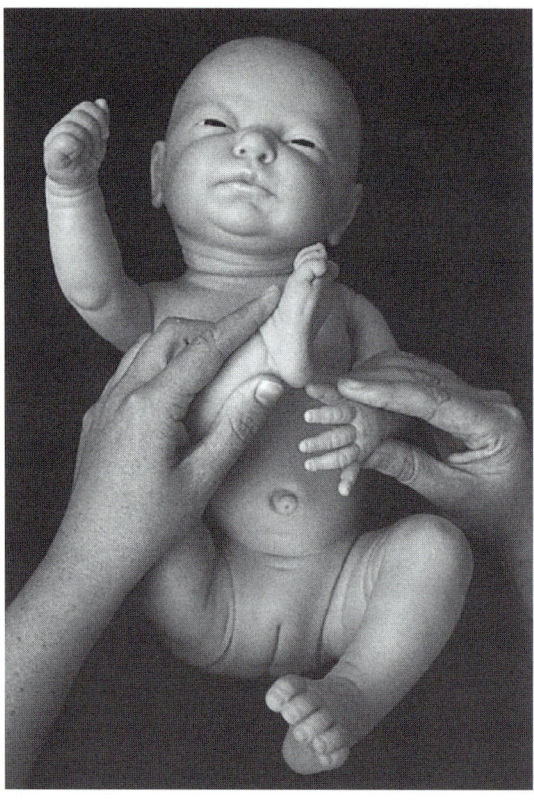

Abb. 33 Yogahaltung 2

Worauf Sie achten sollten:

- Die Bewegung erfolgt unter ganz leichtem Zug aus der Wirbelsäule heraus, daher hebt sich der Po dabei.

- Üben Sie nie Druck aus in Richtung Erde, sondern einen leichten Zug 'gen Himmel.

- Arm und Bein werden dabei nicht gekreuzt, sondern der Arm geht an der Innenseite des Oberschenkels entlang.

- Führen Sie das Bein in Richtung Ohr, aber nicht an dieses direkt heran.

- Wechseln Sie bei dieser Yogahaltung immer sofort die Seiten, um eine gleichmäßige Belastung der Wirbelsäule zu garantieren. Schließlich weiß man ja nicht, wie lange das Baby diese Übung toleriert.

3. Die dritte und letzte Yogahaltung ist der Lotussitz. Er hört sich zwar etwas kompliziert an, ist jedoch gar nicht schwierig. Beim Lotussitz befindet sich Ihr Baby weiterhin in Rückenlage.

   Legen Sie nun die Fußsohle des einen Fußes an die Innenseite des anderen Oberschenkels, das zweite Bein ebenso. Die Unterschenkel liegen nun parallel hintereinander. Das „Paket", das die Beine gebildet haben, drücken Sie nun sanft in Richtung Bauch, halten es dort und öffnen es schließlich wieder.

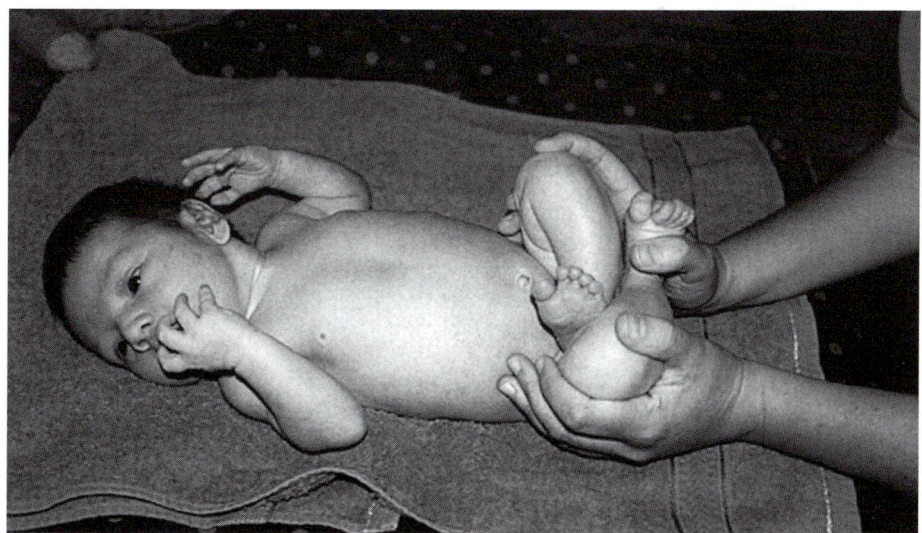

Abb. 34 Yogahaltung 3

Worauf Sie achten sollten:

- Die Beine werden beim Lotussitz nicht gekreuzt.

- Es sollte abwechselnd erst der rechte Unterschenkel vorne liegen, dann der linke.

Der Lotussitz schließt die traditionelle Indische Babymassage ab. Sofern Sie und Ihr Baby jetzt noch Zeit und Lust haben, können Sie sein Wohlbefinden und seine Gelöstheit durch ein anschließendes Entspannungsbad noch vertiefen.

3.10 Entspannungsbad

Wichtig ist auch hierbei, viel Ruhe zu haben, damit das Kind das Bad genießen kann. Meist ist das Baby durch die Massage bereits so entspannt, daß es sich richtig fallen lassen kann und das warme Wasser genießt.

Dieses Bad sollte nicht der Reinigung des Kindes dienen. Wir Erwachsenen sollten das Baby lediglich halten und ansonsten nicht manipulieren.

Erfahrungsgemäß schlafen die Babys direkt nach dem Bad tief und fest ein.

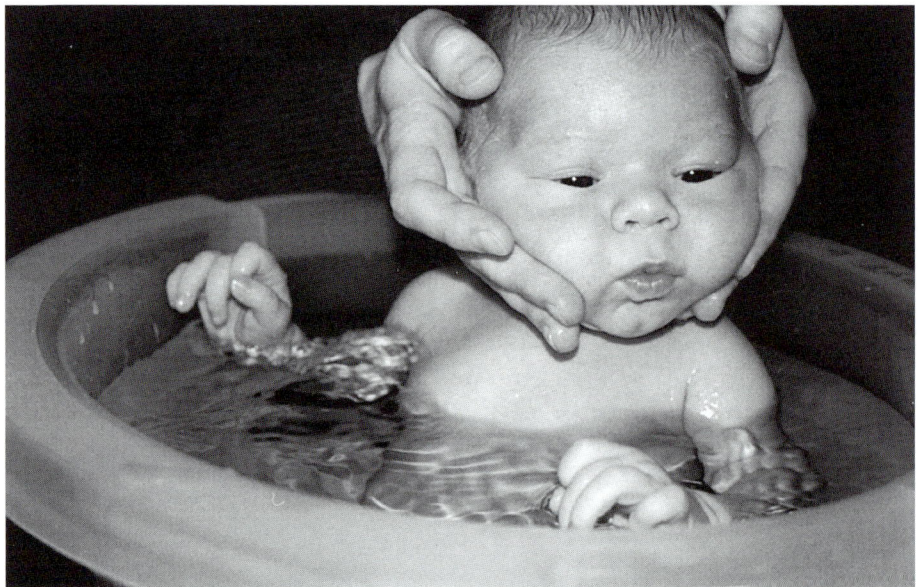

Abb. 35 Baden im TummyTub

4 Weitere Massagegriffe als Ergänzung zur Indischen Babymassage

Viele Eltern und ihre Babys haben so viel Spaß an der Massage, daß sie weitere Massagegriffe kennenlernen und ausprobieren wollen. Hier werde ich einige Möglichkeiten vorstellen, doch werden Sie ruhig selbst kreativ. Ihrer Phantasie sind kaum Grenzen gesetzt und die Hauptsache ist, daß Sie und Ihr Kind daran Freude haben.

Kämmen

Am liebsten haben die Kinder das „Kämmen" des Rückens, doch viele genießen es auch am Bauch sowie an Armen und Beinen.

Legen Sie Ihre Hand locker auf den Körper Ihres Kindes, zwischen den einzelnen Fingern bleibt ein Leerraum. Streichen Sie nun mit den Fingerkuppen vom Nacken bis zum Po beziehungsweise an Armen und Beinen immer vom Körper weg.

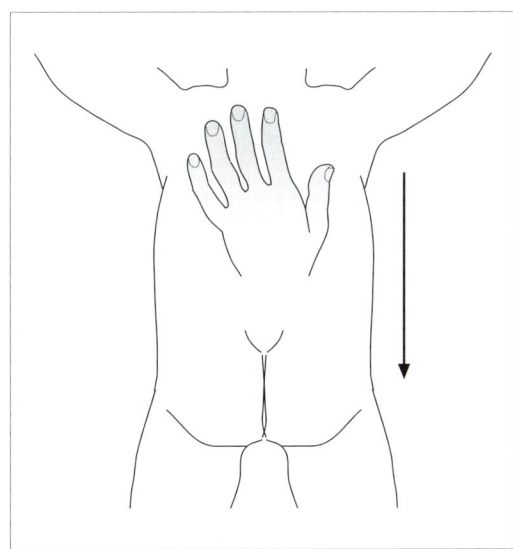

Abb. 36 „Kämmen" des Rückens

Kreisen

Auch diese Massage können Sie am ganzen Körper ausführen. Die Fingerspitzen Ihres Zeige- und Mittelfingers ruhen auf einer Stelle und beginnen, kleine Kreise auszuführen. Sie können immer wieder absetzen und an einer anderen Stelle neue kleine Kreise „zeichnen".

Eine Variante besteht darin, die Kreise immer größer werden zu lassen. Dies bietet sich insbesondere an Bauch und Rücken an.

Regentropfen

Ihr Kind liegt vor Ihnen auf seinem Bauch. Lassen Sie nun Ihre Fingerspitzen sanft wie Wassertropfen auf den Rücken des Kindes klopfen. Bei größeren Kindern können Sie ein richtiges Wetterspiel daraus machen: Mal sind es sanfte Schneeflöckchen, mal Regentropfen, mal Hagelkörner. Den Blitz können Sie auf seinem Rücken „malen", Wind und Sturm durch mehr und minder intensives Streifen über den Körper imitieren.

Drehen von Fingern und Zehen

Ein sanftes Drehen von Fingern und Zehen tut Kindern gut. Gehen Sie dabei jedoch sehr behutsam vor und nehmen Sie sich nacheinander jeden Finger/Zeh vor. Drehen Sie ihn erst sanft nach links, dann nach rechts.

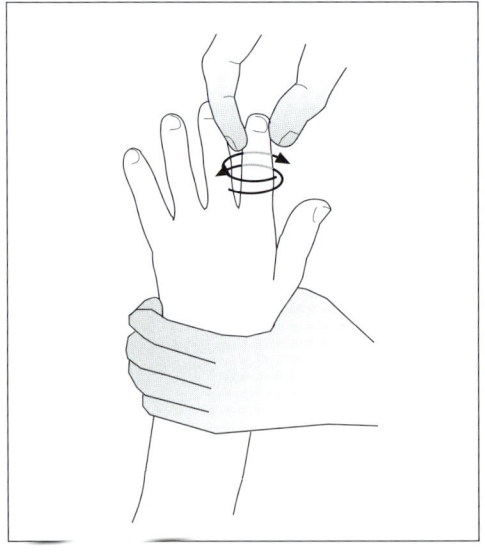

Abb. 37 Drehen von Fingern

Rollen

Stellen Sie sich vor, Sie wollten Knete zu einer Schlange formen. Dazu würden Sie die Knetmasse zwischen Ihren beiden Handflächen hin- und herrollen. Mit diesem Bild vor Augen fällt es Ihnen sicher auch nicht schwer, die Arme und Beine des Kindes zwischen Ihren Händen zu rollen. Beginnen Sie hierbei an der Schulter/Hüfte und arbeiten Sie sich dann nach außen vor.

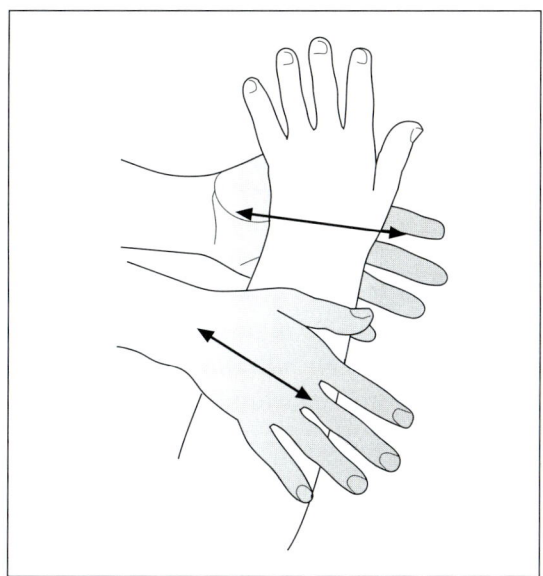

Abb. 38 Rollen

Zupfen

Ganz sanft die Haut durchzuzupfen, ohne zu kneifen, auch das kann eine Wohltat sein. Erfassen Sie ein wenig Haut mit Daumen und Zeigefinger, heben Sie sie leicht an und lassen Sie die elastische Haut dann „zurückhüpfen".

Massage des Fußrückens

Halten Sie die Fußsohle des Babys in beiden Händen und streichen Sie mit Ihren Daumen vom Fußgelenk in Richtung Zehen.

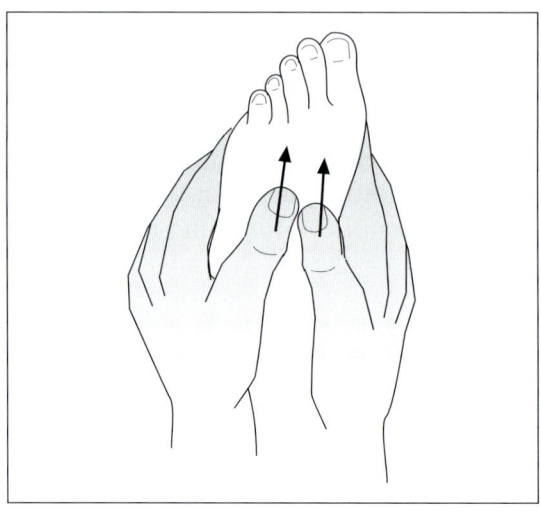

Abb. 39 Massage des Fußrückens

Pomassage

Den Babypo kann man gut mit den beiden Handballen durcharbeiten. Legen Sie Ihre Handballen auf beide Pobacken und drücken Sie diese rhythmisch immer wieder kurz an. Dabei bewegen sich Ihre Hände im Kreis auf den Pobacken herum.

Brustmassage

Wandern Sie mit Ihren Fingerspitzen kreisförmig im Uhrzeigersinn auf dem Brustkörper des Kindes umher.

Klopfen

Erkälteten Kindern tut eine vorsichtige Klopfmassage auf Brust und Rücken gut, denn diese fördert die Schleimlösung und das Abhusten. Ihre Hände sind dabei gestreckt. Wie beim Trommeln bewegen Sie die Fingerkuppen sanft, aber in recht hoher Frequenz auf dem Körper des Kindes klopfend auf und ab.

Gleiten

Ihr Baby liegt vor Ihnen auf seinem Bauch. Fassen Sie nun unter beide Achselhöhlen und lassen Sie Ihre Hände abwärts gleiten, bis Sie an den Füßen angelangt sind

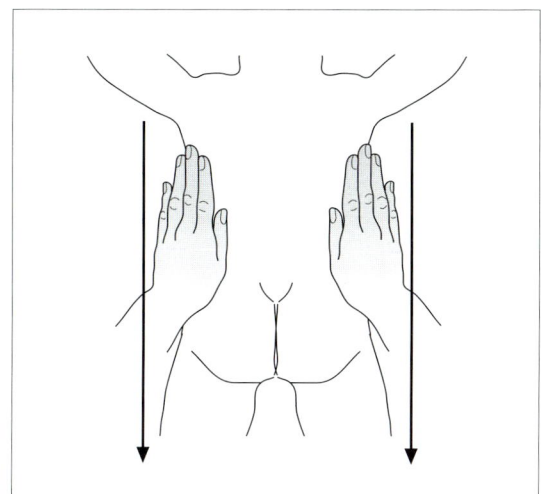

Abb. 40 Gleiten

Kneten

Die Ohrmuscheln Ihres Kindes können Sie sanft mit Daumen und Zeigefinger durchkneten.

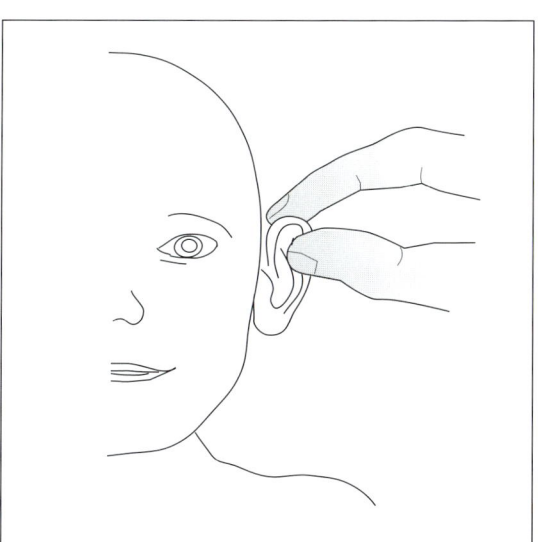

Abb. 41 Kneten der Ohrmuscheln

Schultermassage

Legen Sie Ihre Hände nebeneinander auf den Brustkorb des Kindes. Streichen Sie dann gleichzeitig mit beiden Händen aufwärts bis zu den Schultern und wieder zurück zur Ausgangsposition.

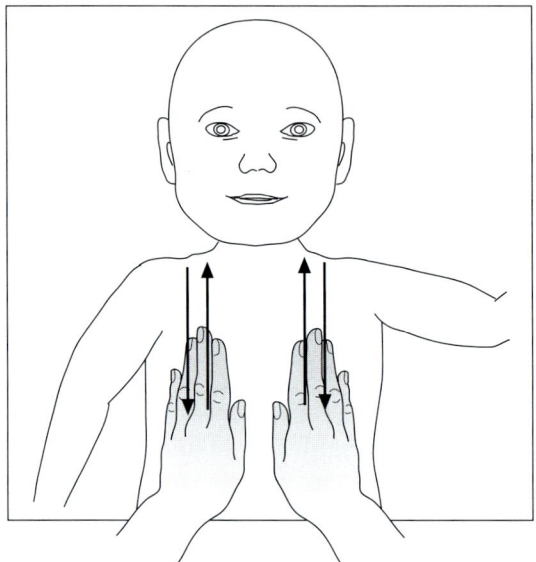

Abb. 42 Schultermassage

5 Was Babys und Kleinkinder sonst noch mögen

Natürlich ist der direkte Hautkontakt für Sie und Ihr Kind am schönsten, also wenn Sie mit Ihren Händen den nackten Babykörper berühren. Doch warum sollte man nicht einmal statt „richtiger Massage" die Haut des Kindes spielerisch mit Gegenständen stimulieren? Ihre Kinder werden Ihre Ideen mit einem Lächeln quittieren.

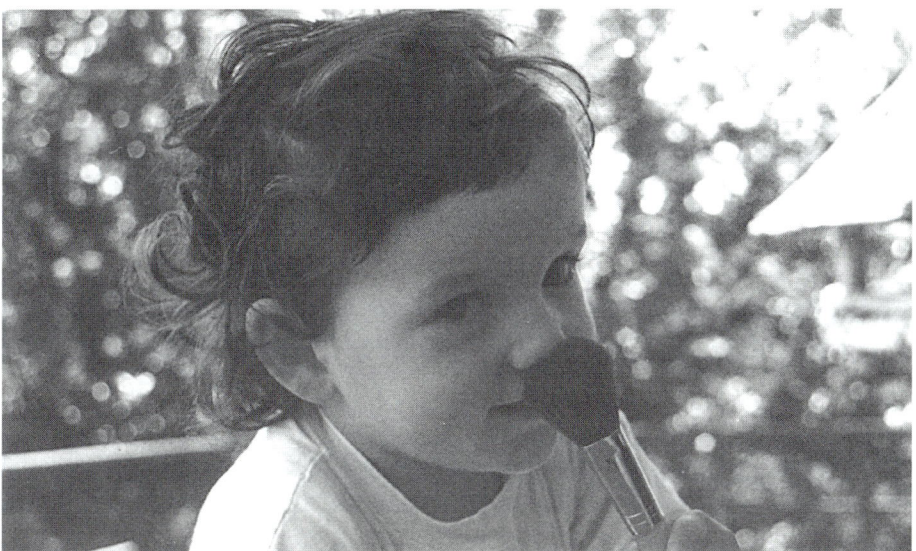

Abb. 43 Pinsel-Gesichtsmassage

Ihrem Einfallsreichtum stehen hier Tür und Tor offen, und die notwendigen „Requisiten" lassen sich im Haushalt meist schnell zusammensuchen. Das Kitzeln oder Streicheln der Haut ist beispielsweise mit folgenden Gegenständen möglich:

- einem Wattebausch,
- einer Feder,
- einem Stück Lammfell,
- einem Wollbommel,
- einem Plüschtier,
- einem sauberen Kosmetikpinsel.

6 Massage gegen Blähungen – endlich Schluß mit den Schreistunden!

6.1 Überlegungen zum Thema Blähungen: ein offenes Wort an die Mütter

Es scheint schon fast „modern" zu sein oder anders gesagt: Man hat den Eindruck, als würden viele Mütter darauf warten, daß Ihr Kind Blähungen bekommt. Und fängt das Neugeborene an zu schreien, obwohl es satt und die Windel sauber ist, dann sind die „Blähungen" schuld am Geschrei der Kinder. Dabei ist der Bauch oft weich, und sobald man das Kind auf den Arm nimmt, ist es meist ruhig. Was ist also los?

Gehen wir noch einmal an den Anfang des Buches zurück. Was hat ein Säugling für Bedürfnisse? Wir haben bereits festgehalten, daß ein Säugling weit mehr braucht als Nahrung, Schlaf und trockene Windeln. Durch die Babymassage geben Sie ihm viel von der Vertrautheit im Mutterleib zurück, und baut man dem Kind in seinem Bett ein richtiges Nest (beispielsweise mit einem Handtuch, das zu einer „Wurst" zusammengerollt wurde), so daß es von Kopf bis Fuß eine Begrenzung spürt, ist das Kind oft schon viel ruhiger.

Auch im Tragetuch fühlt sich ein Neugeborenes in der sogenannten Nestchenhaltung, also in liegender Position, gleich geborgen. (Lassen Sie sich den richtigen Umgang jedoch genau zeigen, damit die Wirbelsäule des Kindes gut gestützt wird. Ein Säugling gehört niemals in eine aufrechte Position.) Blähungen bei Säuglingen sind in Ländern, in denen Kinder traditionell im Tragetuch herumgetragen werden, ein Fremdwort. So habe ich bei den Indios in Guatemala nie einen Säugling mit Blähungen erlebt. Dies läßt sich auch einfach erklären: Zum einen fühlen sich die Kinder so nah bei der Mutter nie einsam, also haben sie auch keinen Kummer. Kummer schlägt bei Kindern generell auf den Bauch, sie haben dann Bauchweh. Zum anderen wird bei getragenen Kindern deren Leib auf Schritt und Tritt der Mutter massiert, so daß die Winde abgehen können.

Warum aber weint hierzulande ein Baby oft auf dem Arm seiner Mutter, hört aber auf zu schreien, sobald eine Pflegeperson das Kind zu

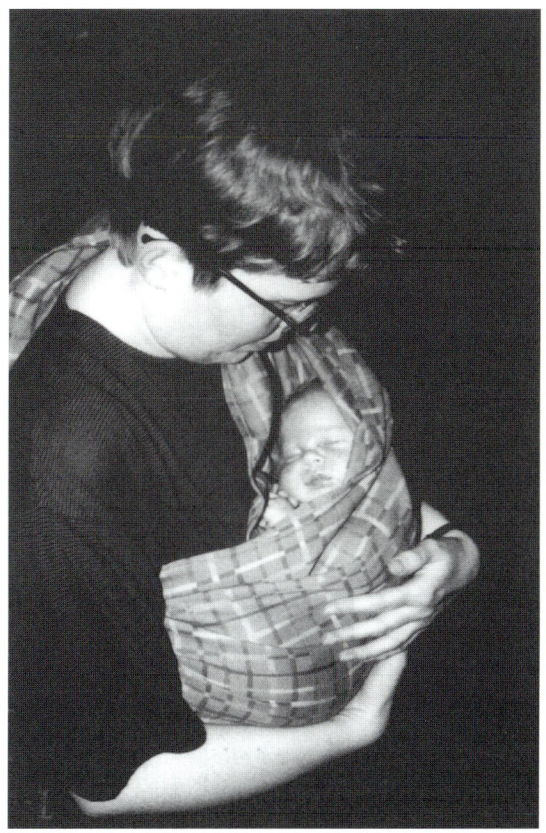

Abb. 44 Tragetuch

sich nimmt? Hieran wird eines sehr deutlich: Neugeborene reflektieren die „Stimmung" des Erwachsenen, der ihn gerade versorgt. Unruhe, Unsicherheit, Ambivalenz zum Kind – all dies überträgt sich sehr schnell aufs Kind.

Nicht umsonst ist nach Feiertagen oder an Wochenenden abends auf der Wochenstation fast immer „der Bär los", die Säuglinge „brüllen" um die Wette. Die Erklärung ist ganz einfach: Der viele Besuch und die Unruhe, die damit verbunden ist, haben die Kinder aufgewühlt. Dazu kommt der Schlafmangel der Mutter, der Streß durch die anfängliche Unsicherheit beim Stillen oder Wickeln. Ein Teufelskreis entsteht: Weil die Mutter unruhig und verunsichert ist, schreit das Baby. Dies wiederum verunsichert die Mutter, die nun widerum unruhig wird.

Das gleiche spielt sich oft abends zu Hause ab. Die Mutter gerät in Streß, weil das Abendessen nicht pünktlich auf dem Tisch steht oder weil noch nicht aufgeräumt ist, wenn der Mann nach Hause kommt. Dabei müßte sie es als „Nur-Hausfrau und Mutter" doch wohl alles schaffen, meint sie und setzt sich selbst unter Druck. Die Folge: Stillschwierigkeiten, denn das nun ausgeschüttete Streßhormon Adrenalin hemmt den Milchfluß. Das Kind schreit vor Hunger oder durch die Hektik der Mutter.

Viel Ruhe und Unterstützung der Mutter – besonders in der Zeit des Wochenbetts – sorgen hier für Abhilfe.

Abendliche Unruhe der Kinder resultiert auch aus einer möglichen Reizüberflutung der Kinder. Das bedeutet jedoch nicht, sie vom Familienleben abzugrenzen, im Gegenteil. Trubel durch Geschwister stört Neugeborene nicht, sie fühlen sich dazugehörig. Anders dagegen ist es mit einem ständig laufenden Fernseher, langen Einkaufsbummeln in Kaufhäusern oder Kneipenbesuchen. Babys können diese Eindrücke nicht „verdauen".

Ein weiterer Grund für abendliche und nächtliche Schreistunden ist Nikotin-Entzug (oder Entzug anderer Stoffe wie Medikamente). Mütter, die in der Schwangerschaft geraucht haben, brauchen sich nicht zu wundern, wenn sich Ihr Kind in den ersten Tagen die „Lunge aus dem Leib schreit".

Warum Säuglinge generell zu Blähungen neigen, läßt sich wohl auch mit der Tatsache erklären, daß Menschenkinder „physiologische Frühgeburten" sind. Da Jungen zudem unreifer als Mädchen sind, sind sie auch häufiger von Blähungen betroffen. Tierkinder sind bei der Geburt meist viel reifer als unsere Babys, die noch völlig hilflos sind. Ein neugeborenes Kalb läuft schon etwa eine Stunde nach der Geburt – wenn auch noch etwas wackelig – umher. Die Kuh hat ihr Junges zuvor abgeschleckt. Beobachtet man Tiere etwas genauer, stellt man fest, daß der Bauch besonders lange „bearbeitet" wird, wohl um die erste Darmentleerung zu fördern. Die Bauchmassage zur Unterstützung der Verdauung ist also ebenfalls dem Tierreich abgeguckt.

Auch Nahrungsmittel, die die Mutter ißt, können über die Muttermilch beim Säugling Blähungen auslösen. Mit einer Ernährungsberatung der Stillenden – beispielsweise durch die Hebamme – lassen sich blähende Stoffe, die in die Muttermilch übergehen, reduzieren. Das heißt jedoch nicht, daß die Mutter nun auf alle möglichen Speisen verzichten muß. Meist ist es eine Frage der Menge. In Maßen gegessen vertragen viele Säuglinge häufig auch die „klassischen Bläh-Nahrungsmittel" wie die verschiedenen Kohlsorten.

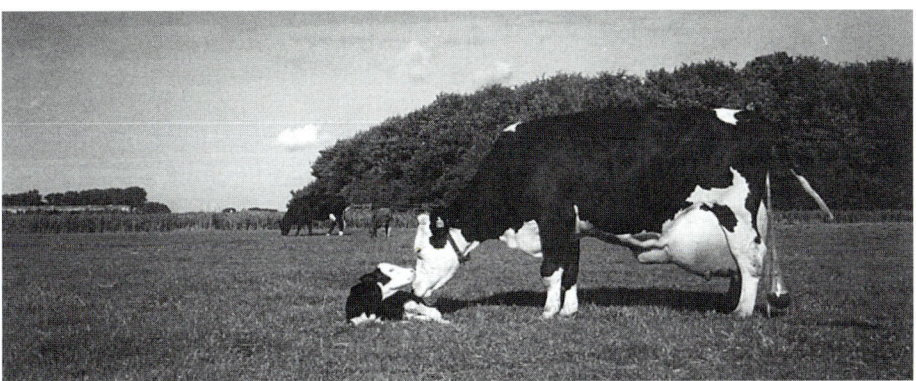

Abb. 45 Kuh drei Minuten nach der Geburt des Kalbes

6.2 Welche Massage hilft bei Blähungen?

Kindern, die zu Blähungen neigen und sich sehr damit quälen, kann mit der Babymassage meist gut geholfen werden. Hier gilt jedoch das allseits bekannte Motto: Vorbeugen ist besser als heilen. Man kann zwar durch Massage versuchen, die im Darm feststeckenden Winde in Bewegung zu bringen, einfacher und sinnvoller ist jedoch eine regelmäßige, vorbeugende Massage. Hier reicht eine kurze Massage, die man im Zusammenhang mit dem Wickeln gut und effektiv durchführen kann.

Die Massage des Bauches, die Sie bereits aus der Indischen Babymassage kennen, ist sehr wirkungsvoll. Auch bietet sich die Rückenmassage als indirekte Bauchmassage an, besonders, wenn das Baby bereits Blähungen hat. Denn dann toleriert es Berührungen am Rücken viel eher als am Bauch.

Bei der Bauchmassage kann man bei Kindern mit Blähungen gut das „Lavendelöl" oder das „Vier-Winde-Öl" verwenden (s. S. 15). So wirkt die Massage einmal rein mechanisch, zum anderen aber auch durch die Heilkraft der ätherischen Öle.

Ergänzend können Sie folgende Massagen durchführen:

Trippel und Trappel

Bei dieser Bauchmassage liegt das Kind in Rückenlage vor Ihnen, zum Beispiel auf der Wickelkommode. Sie werden nun beide Beine des

Kindes passend zum Text bewegen und dabei indirekt den Bauch massieren. Ich habe dazu eine Geschichte geschrieben. Dadurch werden (besonders etwas ältere) Kinder ein wenig von den Bauchschmerzen abgelenkt und tolerieren die Massage, die so als Spiel wirkt, besser.

Nehmen Sie das aus Ihrer Sicht gesehen linke Fußgelenk in die linke Hand, das rechte in die andere. Ist der „Trippel" aktiv, bewegen Sie das linke Bein des Kindes, indem Sie es anwinkeln und gegen den Bauch des Kindes drücken. Der rechte Fuß ist der „Trappel". Lassen Sie „Trippel und Trappel" analog zum Text – mal alleine, mal gemeinsam, mal schnell, mal langsam – „umherlaufen".

– „Hallo, ich bin der Trippel", ruft der linke Fuß.

– „Hallo, ich bin sein Bruder Trappel", ergänzt der rechte Fuß.

– „Wir sind Zwillinge und hüpfen am liebsten gemeinsam umher:
  hüpf, hüpf, hüpf, hüpf!
  hüpf, hüpf, hüpf, hüpf!"

– „Aber manchmal", so spricht Trippel, „tripple ich ganz alleine umher:
  trippel, trippel, trippel, trippel. Ganz schnell tripple ich."

– „Ich mag es dagegen eher ruhiger", erklärt Trappel:
  „trap – trap – trap – trap. Ganz ruhig mache ich trap!"

– Da schauen sich die beiden, die sich zum Verwechseln ähnlich sehen, auf einmal schelmisch an: „Komm, wir tauschen jetzt die Rollen", lachen sie.

– Und Trippel fängt an:
  trap – trap – trap – trap
  „Oh, ist das aber langsam, wie eine Schnecke!"

– Da flitzt Trappel auch schon los:
  trippel – trippel – trippel – trippel
  „Oh, bei dem Tempo kommt man ja ganz schön aus der Puste."

– Da fangen beide an zu lachen, nehmen sich bei der Hand und tanzen gemeinsam:
  erst nach links und dann nach rechts,
  erst nach links und dann nach rechts!

– Sie tanzen und tanzen, bis ihnen schwindelig wird,
  dann plumpsen sie auf die Erde und schlafen erschöpft auf dem Rasen ein.

Das Eichhörnchen und die Schildkröte

Bei vielen Massagen, die gegen Blähungen wirken, ist es wichtig, den Verlauf des Dickdarms zu kennen. Liegt das Kind vor Ihnen auf seinem Rücken, steigt der Dickdarm links hoch, geht dann deutlich ober-

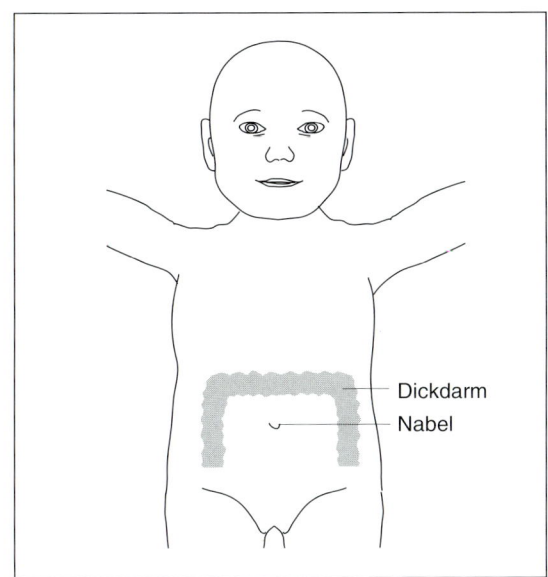

Dickdarm
Nabel

Abb. 46 Bauchmassage im
Verlauf des Dickdarms

halb des Bauchnabels quer herüber zur anderen Seite und steigt dort
ab bis zum Ausgang des Darms.

Da man die Luft aus dem Darm hinausbewegen will, muß man immer
im Uhrzeigersinn (aus Ihrer Sicht gesehen) um den Bauchnabel des
Kindes herum massieren.

Kinder mögen Geschichten, außerdem beruhigt die Stimme der Mut-
ter/des Vaters zusätzlich. Es macht Spaß, sich welche auszudenken.

Bei der folgenden Geschichte folgen Sie mit Ihren beiden Händen dem
Verlauf des Dickdarms. Die Fingerspitzen der linken Hand spielen die
Schildkröte, die der rechten Hand das Eichhörnchen. Die Schildkröte
kriecht langsam und gleichmäßig über den Bauch des Kindes, das
Eichhörnchen hüpft dagegen mit unterschiedlicher Intensität herum.
Es ist natürlich nicht erforderlich, die Geschichte auswendig zu lernen,
denn wenn Sie sie einmal gelesen haben, können Sie den Inhalt mit
Ihren eigenen Worten wiedergeben und die Tiere dazu agieren lassen.

Die uralte Landschildkröte mit Namen Nunu hat gemütlich in der Frühlingssonne
gelegen und möchte jetzt einen geruhsamen Nachmittagsspaziergang machen.
Ganz gemächlich kriecht sie durch das hohe Gras, schnuppert unterwegs an den
bunten Blumen und träumt vor sich hin.

Plötzlich wird sie aus ihrem Traum herausgerissen: Nicky, das Eichhörnchen,
hüpft mit großen, übermütigen Sprüngen von Ast zu Ast, von Baum zu Baum.

Husch, flitzt es den Baumstamm hinunter, husch, den nächsten wieder hinauf. Schon springt es weiter durch die Baumwipfel. Da sieht Nicky unten am Boden Nunu entlangkriechen.

„Hallo, Nunu, kannst Du mir helfen? Ich habe so viele Nüsse versteckt, doch jetzt finde ich sie nicht mehr wieder". Nicky huscht den Baumstamm hinunter, setzte sich auf Nunus Panzer und wartet. „Komm, wir suchen gemeinsam", spricht Nunu dem Hörnchen Mut zu. Langsam setzt sie sich in Bewegung, ein Bein nach dem anderen, so krabbelt sie ganz gemächlich weiter.

„Bei dem Tempo werden wir wohl nie Nüsse finden", jammert Nicky vor sich hin. Immer noch sitzt sie auf Nunus Panzer, auf dem sie sanft hin und her bewegt wird. Plötzlich macht es „knack" unter Nunus Panzer. Nicky spitzt neugierig ihre winzigen Ohren, hüpft vom Panzer herunter, springt munter um die Schildkröte im Kreis herum, bis diese sich einige Zentimeter vorwärts bewegt hat. Und siehe da, Nunu findet bei ihrem Spaziergang nicht nur die Nußvorräte wieder, sondern knackt auch gleich einige Nüsse.

Gierig stopft sich Nicky die Nüsse wie ein Hamster in die Wangentaschen und hüpft in großen Sprüngen davon. Dann nagt sie ihre Lieblingsspeise, und als sie damit fertig ist, überlegt sie, wie sie sich bei der Schildkröte bedanken kann. Da kommt ihr eine Idee. Sie hüpft querfeldein, bis sie einen wunderschönen Salatkopf entdeckt. Von diesem zupft sie die saftigsten Blätter ab, faltet sie mit ihren Vorderpfötchen so, daß sie sie im Maul tragen kann und springt in großen Sätzen zurück zu Nunu. Sie legt ihr die Salatblätter dankbar vor die Nase und verschwindet genauso schnell, wie sie gekommen ist."

Känguruh-Sprünge

Känguruhs sind lebhafte Tiere, und Hopsi ist nun schon so groß, daß er am liebsten mit seiner Mutter um die Wette hüpft. Doch Hopsi ist ein kleiner Schelm, er springt nur halb so viel wie seine Mutter.

Ihre linke Hand übernimmt die Rolle der Känguruhmutter, die unentwegt im Uhrzeigersinn um den Nabel des Babys herumspringt (und somit den gesamten Dickdarm massiert). Ihre rechte Hand spielt den frechen Hopsi, der immer abkürzt (und daher – sozusagen als Verstärkung – nur den absteigenden Dickdarm massiert).

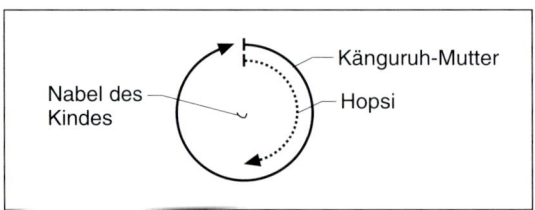

Abb. 47 Känguruh-Sprünge

Stellen Sie sich das Zifferblatt einer Uhr vor. Die Känguruhmutter hüpft bei 12 Uhr los und springt von da an unentwegt im großen Kreis. Ist sie bei 6 Uhr angelangt, hüpft Hopsi bei 12 Uhr los. Kommt er bei 6 Uhr an, nimmt er jedoch die „Abkürzung" und springt direkt auf 12 Uhr zurück.

Das Paket

Lesen Sie nun noch einmal bei den abschließenden Yogahaltungen der Indischen Babymassage den Text über den Lotus-Sitz nach (S. 47), denn das „Paket" baut darauf auf.

Das Beinpaket, das durch den Lotus-Sitz entsteht, wird insgesamt im Uhrzeigersinn gekreist, wobei es recht fest auf den Bauch des Babys gedrückt werden darf.

Wichtig ist, daß zwar das innenliegende Bein wechseln soll, nie aber die kreisende Richtung.

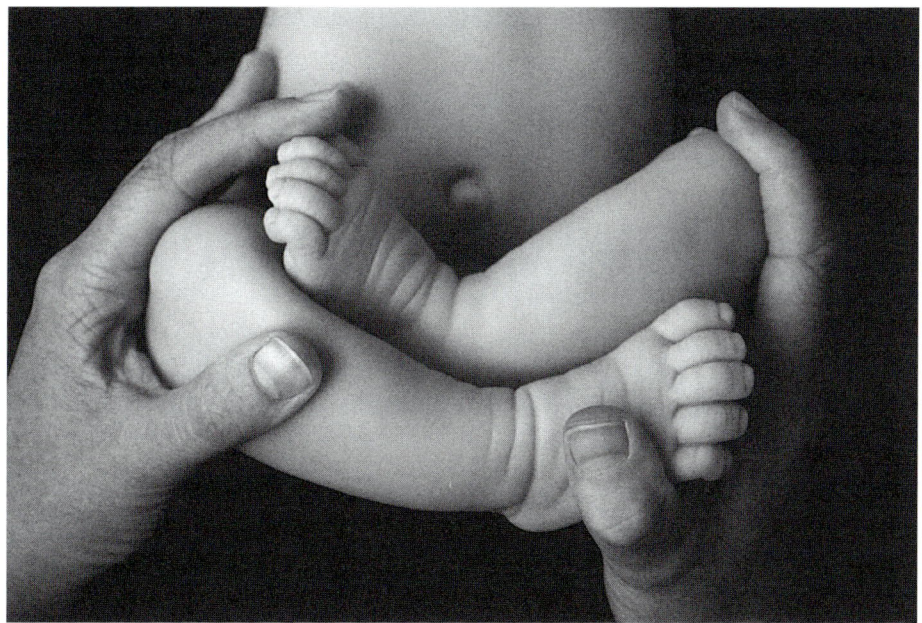

Abb. 48 Das Paket

Wanderung

Wandern Sie mit Ihren Fingerspitzen ganz gleichmäßig im Verlauf des Dickdarms entlang. Singen Sie dazu ein Kinderlied.

Kirschkernsäckchen

Kindern mit Blähungen hilft Wärme. Die beste „Wärmflasche" ist der Körper der Mutter, daher wäre es ideal, wenn Sie sich Ihr Kind auf Ihren Bauch legen könnten. Ersatzweise wurden Säuglinge lange Zeit auf Wärmflaschen gelegt, doch dabei kam es gelegentlich zu Verbrühungsunfällen.

Eine ideale Alternative bilden Kirschkernsäckchen. Diese gibt es in verschiedenen Größen zu kaufen, sie können aber leicht selbst hergestellt werden. Gut ausgetrocknete Kirschkerne werden in einen Stoffsack eingenäht. Diese Kirschkerne haben zwei Vorteile:

• Sie speichern sehr gut Wärme und geben diese nur langsam ab.
• Sie sind klein und rund und damit ideal zum Massieren geeignet.

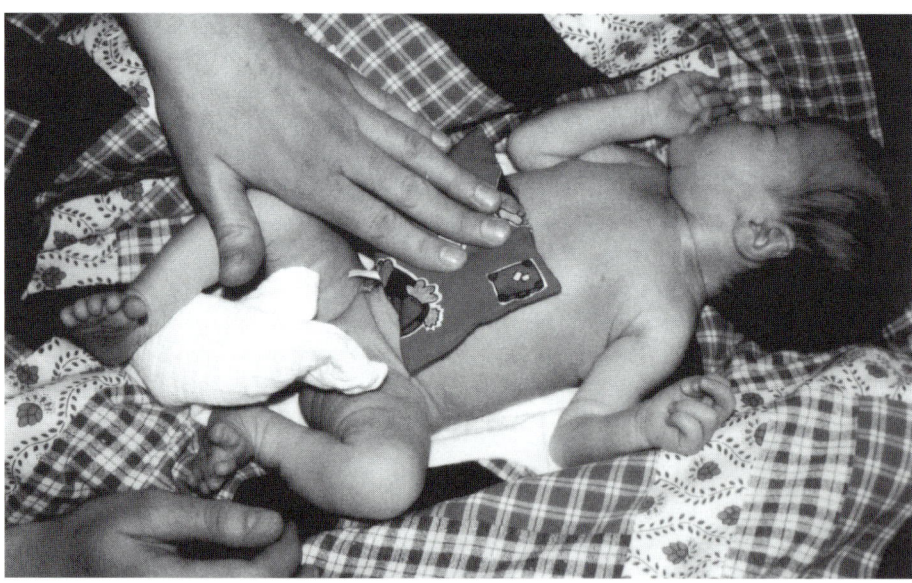

Abb. 49 Neugeborenen-Massage mit Kirschkernsäckchen

Legen Sie das Kirschkernkissen nun zum Aufwärmen auf die Heizung oder für fünf Minuten bei 50 Grad Celsius in den Backofen. Sie können danach Ihr Kind in Bauchlage auf das erwärmte (vorher Temperatur durch Fühlen überprüfen!) Kirschkernkissen legen, so daß dieses sich unterhalb des Bauchnabels befindet.

Sehr wirksam ist zudem eine sanfte Massage mit dem Kirschkernsäckchen auf dem Bauch des Kindes. Dies ist auch bei Neugeborenen möglich, hier wird um den Nabelschnurrest herummassiert.

Apropro Kirschkernsäckchen: In den Kursen sind die Frauen oft für Tips dankbar. Daher kann man in diesem Zusammenhang darauf hinweisen, daß warme Kirschkernsäckchen auch eine Wohltat sind bei Kreuzschmerzen während der Periode. Eine Rückenmassage im Bereich des Kreuzbeins durch den Partner kann Menstruationsbeschwerden lindern.

7 Kommt das ältere Kind zu kurz? – Massage für Kindergarten- und Schulkinder

Körperliche Zuwendung brauchen Menschen in jedem Alter. Ältere Kinder sind oft schon so selbständig, daß man manchmal gar nicht daran denkt, ihnen Massagen zukommen zu lassen. Doch Berührungen sind in jedem Alter eine Wohltat für Körper und Seele.

Beim älteren Kind kommt außerdem auch ein erzieherischer Aspekt zum Tragen. Kinder ahmen gerne nach: Geht man mit einem Kind liebevoll um, wird es auch seine Mitmenschen entsprechend behandeln. In einer Zeit, in der Gewalt vielerorts auf der Tagesordnung steht, ist es besonders wichtig, Kindern diese Werte zu vermitteln. Das Foto zeigt sehr schön, mit welcher Begeisterung dieser kleine Junge seine Mutter massiert:

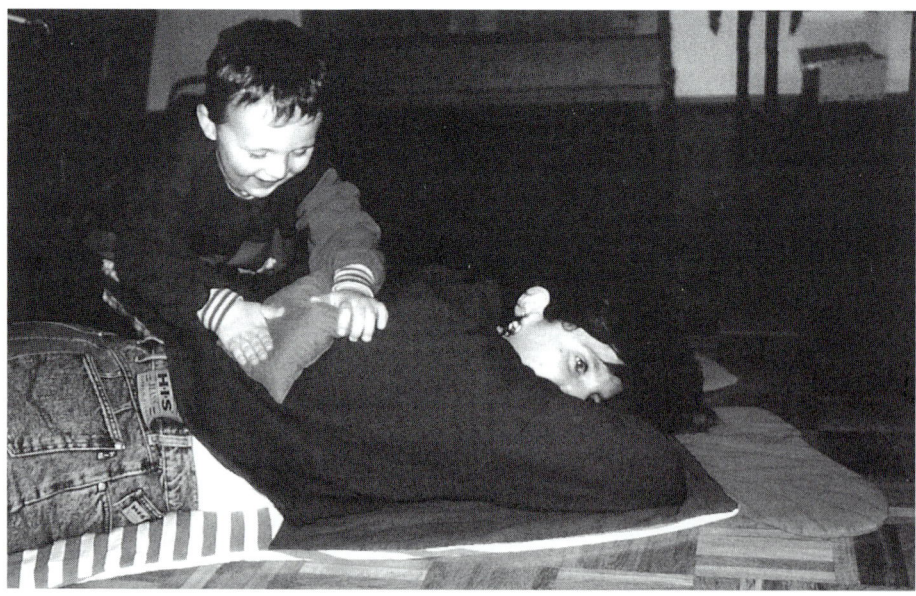

Abb. 50 Kind massiert seine Mutter

7.1 Massage mit Kirschkernsäckchen

Die Massage mit Kirschkernsäckchen (s. auch S. 64) ist ideal, denn sie bietet viele Vortcilc:

- Jeder kann sie problemlos durchführen, auch Väter, die meinen, nicht massieren zu können.
- Durch die speicherbare Wärme lindern sie hervorragend jegliche Verspannungen.
- Eine Kischkernsäckchenmassage kann „mal eben zwischendurch" durchgeführt werden, das Kind kann seine Kleidung anbehalten. Man kann also über dem T-Shirt (oder ähnlichem) massieren.
- Sie bietet sich an bei Kindern, die schlecht einschlafen können, da sie hervorragend entspannt. Sie läßt sich auch leicht in ein Einschlafritual integrieren.
- Sehr wohltuend ist auch eine Kirschkern-Massage der Füße.

Bei der Kirschkern-Massage wird meist der Rücken des Kindes bearbeitet, jedoch nicht die Wirbelsäule selbst. Dazu liegt das Kind entweder auf seinem Bauch oder es sitzt rittlings auf einem Stuhl, den Kopf auf ein Kissen gelehnt, das über der Lehne als Polster liegt.

Kindern mit Bauchweh kann man auch vorsichtig den Bauch mit dem erwärmten Kirschkernsäckchen massieren.

Variation: Massage mit Kastaniensäckchen

Welches Kind sammelt im Herbst nicht gerne Kastanien? Diese lassen sich nicht nur hervorragend zum Basteln einsetzen, sondern sind auch ein gutes, natürliches Massagemittel. Deshalb folgt hier eine Anregung für die nächste Kastanien-Saison:

Geht die ganze Familie unter den mächtigen Kastanienbäumen auf Suche, ist schnell eine Tasche gefüllt. Wenn Sie die Kastanien zu Massagesäckchen verarbeiten wollen, ist es wichtig, die Früchte gründlich trocknen zu lassen. Breiten Sie die gesammelte Ernte für mehrere Tage auf einem Tuch aus, das Feuchtigkeit aufnehmen kann, und legen Sie die Kastanien so darauf, daß sie keinen Kontakt zueinander haben. Tauschen Sie eine feuchte Unterlage gegen eine trockene aus, und wenden Sie die Kastanien einmal täglich. Nur so können Sie vermeiden, daß sich später in den Säckchen Schimmel bildet. Sofern die Sammlung auf einer feuchten Wiese erfolgte, empfiehlt es sich sogar, anfangs jede einzelne Frucht mit einem Lappen abzutrocknen.

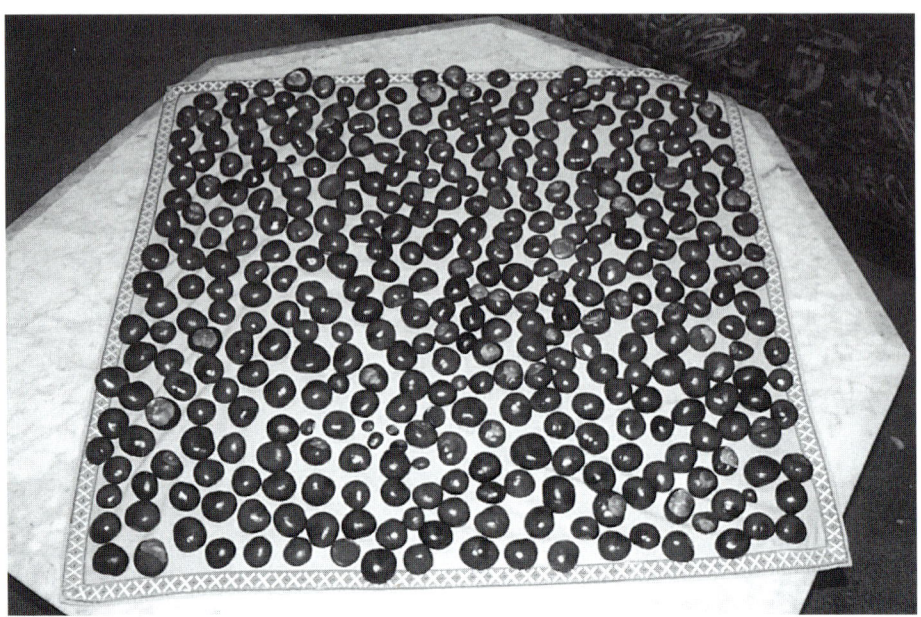

Abb. 51 Kastanien müssen lange trocknen

Je mehr Sie Ihre Kinder in den Entstehungsprozeß einbeziehen, desto lieber werden sie ihr persönliches Massagesäckchen einsetzen. Aus Stoffresten kann sich jedes Familienmitglied ein Lieblingsstück aussuchen. Als Richtgröße bietet sich an:

für Erwachsene: ein Kissen von etwa 17 x 17 Zentimetern,
für Kinder: ein Kissen von etwa 10 x 10 Zentimetern,
für Säuglinge: ein Kissen von etwa 7 x 7 Zentimetern.

Legen Sie den Stoffrest doppelt und schneiden Sie dann die gewünschte Quadratgröße zurecht. Drehen Sie den Stoff auf links. Beginnen Sie dann, die Seiten zuzunähen (am leichtesten geht dies mit dem Kreuzstich per Nähmaschine), und wenn nur noch ein Schlupfloch offen ist, wenden Sie es dadurch auf die „schöne" Stoffseite.

Ihr Nachwuchs hat meist viel Spaß daran, sich getrocknete Kastanien auszusuchen und sie einzeln in sein persönliches Säckchen hineinzustopfen, bevor es ganz zugenäht wird. Und schon kann die Massage beginnen.

Noch ein Tip: Am besten eignen sich Kastanien mittlerer Größe. Sie sollten keine Risse haben (manche Kastanien platzen beim Trocknen auf), damit sie gut gleiten können. Die Massagesäckchen sollten nicht zu prall gefüllt werden, damit die Früchte darin noch hin- und herrollen können.

Sowohl mit den Kischkernsäckchen als auch mit den Kastanienkissen kann man den ganzen Körper des Kindes (und natürlich auch den eines Erwachsenen) massieren, jedoch nie unmittelbar auf der Wirbelsäule. Führen Sie damit kreisförmige Bewegungen aus.

7.2 Kreativspiele auf dem Rücken des Kindes

Spielerische Berührung, die die Phantasie des Kindes anregt, macht Mädchen und Jungen Spaß. Ob man Buchstaben mit dem Zeigefinger auf den Rücken „malt" oder Tiere erraten läßt, Variationen gibt es hier sehr viele.

Sehr beliebt ist das **Pizza backen**. Das Kind liegt auf dem Bauch, der Rücken dient als „Arbeitsplatte" und „Pizzablech". Der Phantasie sind keine Grenzen gesetzt, alles wird pantomimisch auf dem Rücken dargestellt, und zwar mit möglichst vielen Berührungen unterschiedlicher Art und Intensität. Hier folgt ein Textbeispiel:

Pizza backen

– Das ist das viereckige Backblech. Wir markieren seine Ränder und die vier Ecken. Das Backblech muß zunächst gründlich eingefettet werden.
– Nun stellen wir das Blech zur Seite und nehmen die große, runde Rührschüssel (dabei imaginäre Schüssel auf den Rücken stellen).
– In diese Schüssel lassen wir ein Pfund Mehl hineinrieseln. Dazu geben wir vier Teelöffel Backpulver. Mehl und Backpulver werden gründlich gemischt.
– In die Schüssel kommt jetzt ein halbes Päckchen Quark dazu.
– Dann gießen wir einen Eßlöffel Milch hinein, außerdem vier Eßlöffel zähflüssiges Speiseöl.
– Jetzt wird ein Ei aufgeschlagen und in die Schüssel gegeben.
– Hinzugefügt werden noch 50 Gramm Zucker, den wir hineinprasseln lassen. Dazu lassen wir noch ein Päckchen Vanille-Zucker sowie eine Prise Salz hineinrieseln.
– Schließlich wird alles umgerührt. Aber der Teig muß auch kräftig durchgeknetet werden.
– Nun ist der Teig fertig. Wir holen das Pizzablech und geben den Teig hinauf. Der Teig muß mit den Händen ausgerollt werden, bis in die Ecken des Backbleches hinein.
– Wir bepinseln anschließend den Teig mit Speiseöl.
– Dann löffeln wir Tomatensoße darüber.
– Wir schneiden nun die Salami in dünne Scheiben und legen diese dekorativ verteilt auf den Teig. Dazu kommen einige Scheiben gekochter Schinken.

- Auch die Zwiebeln, die grünen Paprikaschoten sowie die Zucchinis müssen noch in Scheiben geschnitten und verteilt werden.
- Einige schwarze Oliven sowie ein paar Pilze dürfen nicht vergessen werden, der Teig wird stellenweise damit bestückt.
- Jetzt fehlt nur noch der Käse. Er wird geraspelt und gleichmäßig verteilt. Für die Schlemmermäulchen unter uns bestücken wir den Teig zusätzlich mit Mozzarellakäse.
- Abschließend streuen wir Oregano großzügig darüber, damit die Pizza gut gewürzt ist.
- Die Pizza wird jetzt in den Backofen geschoben. (Dabei beugt sich der Bäcker kurzfristig quer über das massierte Kind.)
- Toll, die Pizza ist jetzt fertig. Mit Topflappen holen wir das heiße Pizzablech aus dem Backofen heraus und schneiden die lecker duftende Pizza in viele kleine Stücke. Guten Appetit!

„Backen" Sie so lange und ausgiebig, wie es Ihnen und Ihren Kindern Spaß macht. Vielleicht wollen Sie morgen zur Abwechslung einen Kuchen backen und diesen mit verschiedenen Obstsorten belegen, mit Zimt bestreuen und anschließend mit Sahnehäubchen dekorieren?

7.3 Massage mit Massagerollern

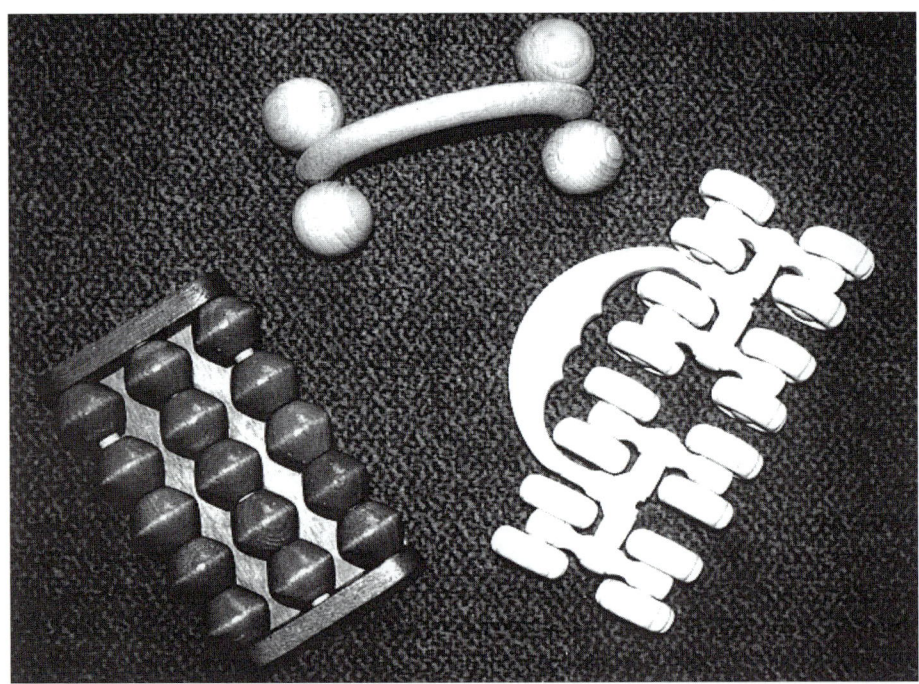

Abb. 52 Massageroller

Es gibt im Handel verschiedene Varianten von Massagerollern zu kaufen. Holzkugeln oder Plastikräder werden besonders zur Rückenmassage oder zur Stimulation der Fußsohlen eingesetzt. Achten Sie bei diesen Geräten darauf, daß Sie damit weder die Wirbelsäule noch Stellen mit hervorspringenden Knochen (zum Beispiel Handgelenk oder Knie) bearbeiten, denn dafür sind diese fertigen Massageroller meist zu hart und unflexibel.

7.4 Massage mit Gegenständen

Wie schon im Kapitel „Was Babys und Kleinkinder sonst noch mögen" aufgeführt, können Sie viele verschiedene Gegenstände in eine spielerische Massage einbeziehen.

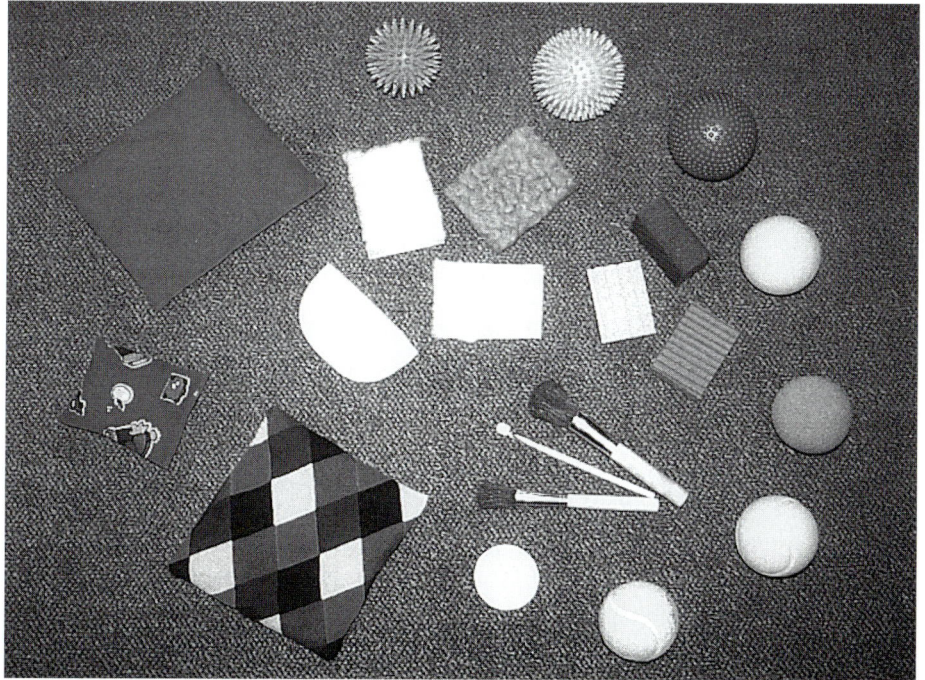

Abb. 53 Verschiedene Gegenstände für die Massage

Die Kinder können bei dieser Art der Massage ihre Kleidung anbehalten. Ältere Mädchen und Jungen bevorzugen in der Regel Bälle unterschiedlicher Beschaffenheit. Einsetzen können Sie:

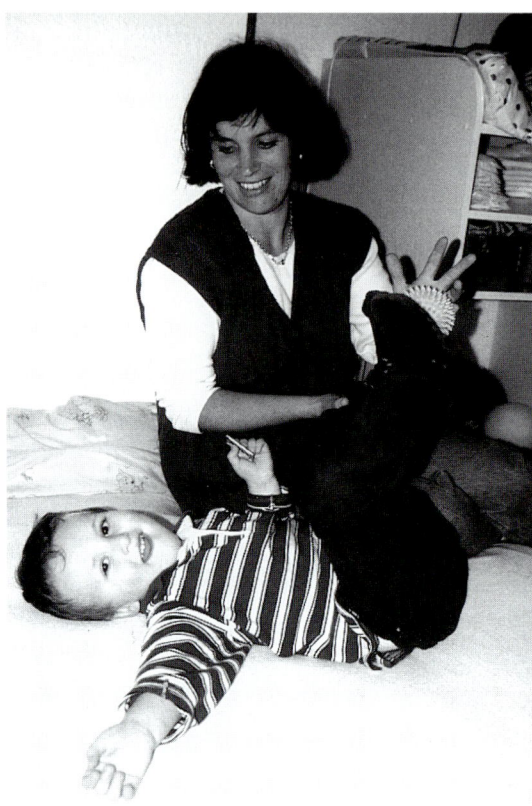

– Softbälle,
– Stoffbälle,
– einen Tennisball,
– gleichzeitig zwei Ten-
  nisbälle (für Fortge-
  schrittene),
– Noppenbälle,
– Igelbälle.

Abb. 54 Igelballmassage

Worauf Sie achten sollten:

• Massieren Sie damit nicht die Wirbelsäule, sondern links und rechts daneben.

• Vermeiden Sie auch Stellen, an denen direkt unter der Haut Knochen liegen (Ausnahme: Kreuzbein)

• Wenn Sie Arme oder Beine mit Bällen massieren, sollten Sie an der Innenseite hinauf und an der Außenseite herab massieren.

• Die Massageintensität nimmt in der oben angegebenen Reihen-folge vom Softball zum Igelball zu. Steigern Sie langsam, und massieren Sie vor allem mit dem harten Igelball sehr vorsichtig.

8 Der Babymassage-Kurs

8.1 Organisation des Babymassage-Kurses

In diesem Kapitel kommen die einzelnen Aspekte zur Sprache, die bei der Durchführung eines Babymassagekurses relevant sind.

Der Raum

Die Atmosphäre im Kurs wird unter anderem durch den Raum, in dem der Kurs stattfindet, geprägt. Es lohnt sich daher, sich nach Alternativen umzuschauen.

Optimal ist ein heller Raum in ruhiger Lage. Seine Ausmaße sollten zur Gruppengröße passen. Ein zu enger Raum erschwert das Arbeiten und verursacht bei den Teilnehmern oft ein Unwohlsein. Ein zu großes Zimmer wirkt anonymer, ungemütlicher und läßt weniger Gruppengefühl aufkommen. Daher sollte ein großer Raum „teilbar" sein, also beispielsweise durch große Pflanzen oder Stellwände „verkleinert" werden.

Der Raum muß ferner heizbar sein, gegebenenfalls müssen tragbare Heizgeräte zur Verfügung stehen. Je nach Raumgröße kommt man mit einem Heizkörper nicht aus!

Die Kursgröße

Je weniger Säuglinge da sind, desto ruhiger und entspannter ist die Atmosphäre. Außerdem bleibt bei einer kleinen Gruppe Zeit für individuelle Beratungen und Korrekturen, und die Eltern fühlen sich persönlich angesprochen.

Um auf der anderen Seite eine Gruppe zu haben, in der auch Gespräche und Anregungen durch die Teilnehmer/innen aufkommen können, hat sich eine Teilnehmerzahl von vier Erwachsenen mit vier Kindern bewährt. Selbst wenn ein Kind dann mal während einer Unterrichtsstunde fehlt, hat man mit drei Erwachsenen noch eine gute Basis für die Arbeit.

Als Obergrenze sollte man sechs Kinder ansetzen, doch dann ist es schon ziemlich unruhig.

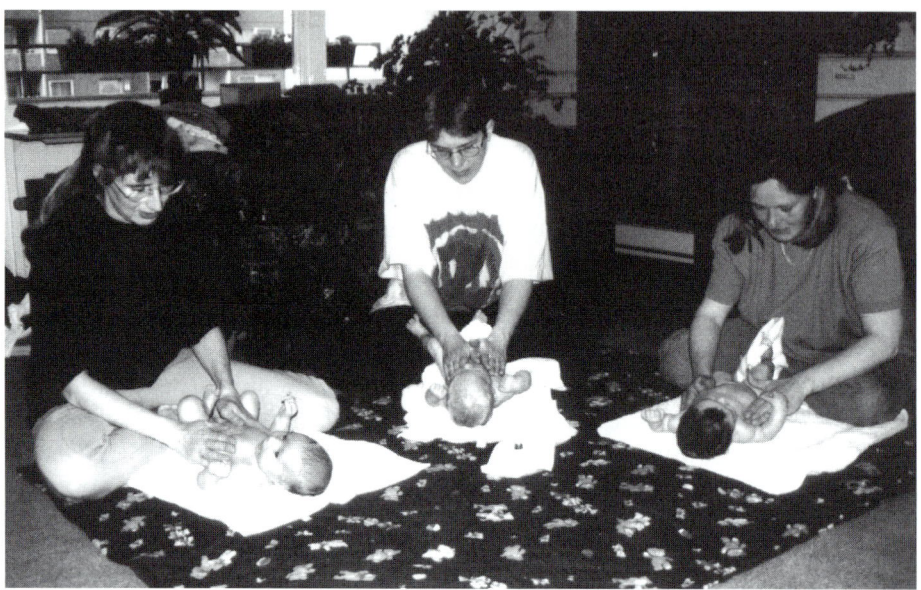

Abb. 55 Kleingruppen sind ideal

Die Uhrzeit

Bei der Zeitplanung sollte man folgende Vor- und Nachteile abwägen:

Vormittags sind die Kinder meist ruhiger, nachmittags haben sie oft ihre Schreistunden. Morgens sind zudem ältere Geschwisterkinder in Kindergarten/Schule gut untergebracht, so daß die Mütter in Ruhe mit dem Neugeborenen kommen können. Dafür hat der späte Nachmittag den Vorteil, daß berufstätige Väter die Chance haben, am Kurs teilzunehmen.

Die Kursgebühren

Die Kursgebühren werden nicht mehr von den Krankenkassen übernommen (Stand: Juni 1997). Dennoch sollte sich die Kursleiterin nicht unter Wert verkaufen, denn zum einen bietet sie einen qualitativ guten Unterricht an, zum anderen stellt sie Ihr Know-How ständig zur Verfügung, denn die Eltern stellen auch sehr viele Fragen, die nicht im direkten Zusammenhang mit dem Thema Babymassage stehen.

Außerdem muß in die Kalkulation auch die Vor- und Nachbereitungs-zeit einbezogen werden (Ausarbeitung des Kurskonzeptes, Fahrtzei-ten, Raum herrichten und aufheizen, Aufräumarbeiten).

Abgedeckt werden müssen zudem die anfallenden Kosten wie Raum-miete, Strom oder Materialien, die zur Verfügung gestellt werden.

Um sich Ärger und aufwendige Mahnverfahren zu ersparen, empfiehlt es sich, den Betrag vor Kursbeginn von den Eltern einzuziehen. Da Überweisungen manchmal lange dauern, ist es sinnvoller, den Betrag direkt bei der Anmeldung entweder in bar oder per Verrechnungs-scheck (der kurz vor Kursbeginn eingelöst wird) bezahlen zu lassen.

Was soll die Mutter/der Vater mitbringen?

Wichtig ist der Hinweis an die Eltern, daß sie sich selbst nicht zu warm anziehen sollen, da der Raum auf etwa 27 Grad Celsius aufgeheizt wird.

Für das Kind sollten sie zu jeder Kursstunde mitbringen:
– ein großes Badehandtuch (als Unterlage),
– zwei Stoffwindeln oder ähnliches, die während der Massage als Steg zwischen die Beine des Kindes gelegt werden,
– Ersatzwindel und Waschlappen,
– Tee oder Milch, falls das Baby nicht gestillt wird, denn durch die Wärme im Raum bekommen die Kinder schnell Durst.

Wer möchte, kann auch eine große Puppe (ein Teddy tut es notfalls auch) mitbringen. Dann kann man die Massagegriffe üben, auch wenn das eigene Kind nicht massiert werden möchte.

Natürlich dürfen die Eltern auch ihr eigenes (pflanzliches!) Massageöl mitbringen. Ich stelle in meinen Kursen lieber Öl zur Verfügung, damit man nicht verschiedene Geruchsrichtungen in einem Raum vermengt. Es ist nämlich für alle Beteiligten unangenehm, wenn es nach Rose, Lavendel und Olivenöl gleichzeitig riecht.

8.2 Kursinhalte

Bevor Sie in die nähere Planung des Kurses und seines Aufbaus ein-steigen, sollten Sie sich folgende Fragestellung überlegen:

1. Möchte ich einen reinen Babymassage-Kurs anbieten? Oder soll ich die Babymassage mit anderen Angeboten ergänzen?

Babymassage kann hervorragend kombiniert werden mit

– Stillgruppe,
– Pekip,
– Babyschwimmen,
– Rückbildungsgymnastik.

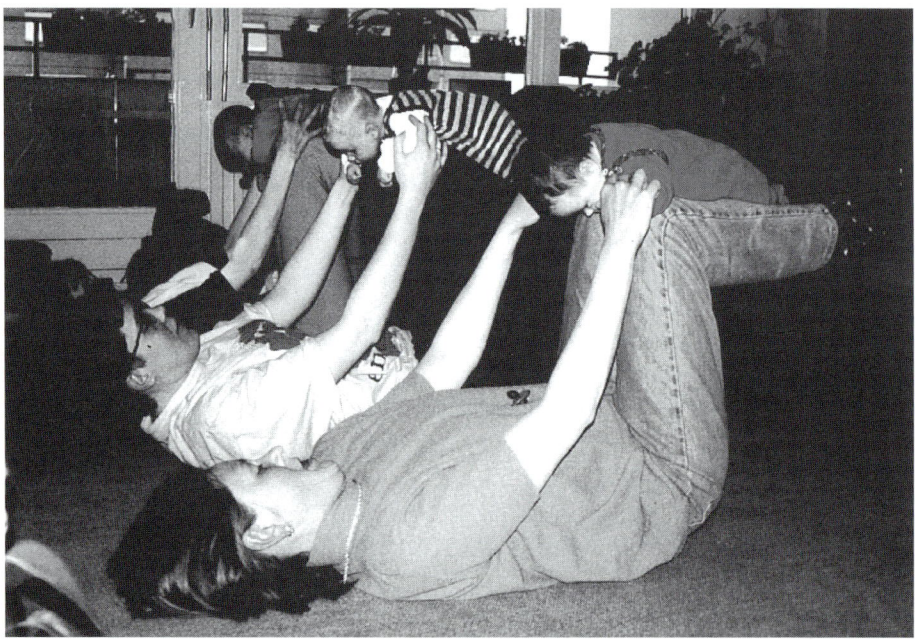

Abb. 56 Der Nachwuchs ist immer dabei; bei der Rückbildungsgymnastik kann das Baby bei einigen Übungen sogar mitmachen

Beides hat Vor- und Nachteile:

Ein reiner Babymassage-Kurs

– ist in der Vorbereitung weniger umfangreich und daher für Berufs-anfängerinnen ideal,
– beinhaltet meist viel Zeit für Erfahrungsaustausch, doch sollte sich die Kursleiterin überlegen, ob sie dies auch möchte (Problem: Die Leiterin wird oft schnell „ausgelaugt"),

- ist zeitlich begrenzter, denn er geht meist nur über sechs bis acht Treffen; dies ist für die eigene Planung übersichtlicher, man ist nicht zehn Wochen lang gebunden,
- kann dennoch mit einzelnen Themen angereichert werden, je nach Möglichkeiten und Interesse der Kursleiterin (z. B. „Umgang mit dem Tragetuch", „Impfungen", „Babyhandling", „Sich-Verwöhnen mit ätherischen Ölen").

Ein kombinierter Kurs

- hat für die Mutter (die Eltern) den Vorteil, daß sie bei einem Termin „zwei Fliegen mit einer Klappe schlagen"; gerade Mütter, die bereits ältere Kinder haben, haben oft schon genug Termine (Vorsorgeuntersuchungen beim Kinderarzt, Kleinkindturnen oder andere Kurse für das größere Kind); sie sind oft für rationelle Termine dankbar,
- hat für die Mutter den Vorteil, daß das Baby nicht anderweitig untergebracht oder versorgt werden muß, wenn sie beispielsweise zur Rückbildungsgymnastik gehen möchte,
- ist auch für die Kursleiterin rationeller,
- erfordert von der Kursleiterin mehr Organisation und Übersicht,
- ist sowohl für die Leiterin als auch für die Teilnehmer/innen etwas anstrengender,
- birgt die „Gefahr", daß beispielsweise die Rückbildungsgymnastik etwas weniger effektiv sein kann, wenn die Bedürfnisse des Kindes „dazwischenkommen."

2. Eine weitere Frage ist abzuklären: Möchte ich einen geschlossenen Kurs oder ein offenes Angebot?

Ein geschlossener Kurs

- hat den Vorteil, daß die Gruppe bestehenbleibt und daher ein besseres Gruppengefühl aufkommen kann,
- erleichtert erheblich den didaktischen Aufbau des Kurses,
- ist übersichtlicher,
- ist persönlicher,
- ist nicht so unruhig.

Ein offenes Angebot

- ist für die Mütter flexibler; wer an einem Termin kommt, bezahlt diese Stunde, wer nicht kommen kann, hat nicht „umsonst" bezahlt,

– rechnet sich für die Kursleiterin schlechter,
– hat den Nachteil, daß die Teilnehmer/innen auf unterschiedlichem
  Stand sind; daher werden diejenigen, die regelmäßig kommen,
  schnell unterfordert (durch die ständigen Wiederholungen), andere
  überfordert.

Bewährt hat sich bei der Babymassage in der Anlernphase der Mütter/
Väter der geschlossene Kurs. Beherrschen die Teilnehmer/innen die
Massage und hat man auch die Theorie abgeschlossen, kann man im
Anschluß an einen Kurs gut ein offenes Angebot einrichten. Hier können Mütter/Väter aus verschiedenen Kursen zusammenkommen, um
die Massagetechnik immer wieder einmal aufzufrischen oder einfach
nur, um mehr oder weniger regelmäßig mit anderen Müttern gemeinsam zu massieren.

Hier noch ein **Tip:** Dieser **offene Massagetreff** findet idealerweise etwa
eine Viertelstunde nach einem regulären Kurs statt. Vorteile:

– Dann ist der Raum bereits aufgeheizt.
– Die Kursleiterin „verbaut" sich nicht mehrere Nachmittage.
– Sollte an diesem Tag niemand mehr kommen, hat man nicht vergeb-
  lich alles für die Massage hergerichtet.
– Die Eltern haben sich diesen Wochentag bereits als „Massagetag"
  eingeprägt.
– Der eigentliche Kurs endet durch den Folgetermin auch pünktlich
  (Mütter und Väter neigen dazu, sich „festzuplaudern", schließlich
  gibt es immer viel zu erzählen).
– Die „Anfängerinnen" lernen „Fortgeschrittene" kurz kennen,
  dadurch fühlen sie sich später beim offenen Treff nicht so fremd.

Eine weitere Idee ist, werdenden Eltern ein **„Gesamtpaket" an Kursen** anzubieten. Dadurch reduziert sich der Aufwand, Teilnehmer für
die einzelnen Kurse zu suchen, aber auch für die Familie hat dies Vorteile, wenn ihnen beispielsweise das Paket „Geburtsvorbereitung/
Rückbildungsgymnastik/Babymassage" angeboten wird.

• Die Eltern brauchen sich nicht nach weiteren Kursen umzusehen,
  die Kurse laufen nach der Geburt weiter (Voraussetzung dafür ist,
  daß die Schwangeren vom errechneten Entbindungstermin her relativ nah zusammenliegen).
• Die Teilnehmer/innen bleiben über einen sehr langen Zeitraum in
  einer Gruppe; gerade hieraus wachsen auch langfristige Freundschaften zwischen den Familien.

- Man kann beispielsweise die erste Unterrichtsstunde zum Thema „Babymassage" in die Schwangerschaft vorverlegen; dadurch ist die Theorie größtenteils „abgehakt" und die Mütter/Väter können nach der Geburt direkt mit der Massage ihres Babys beginnen; außerdem können die ersten Handgriffe an Puppen (notfalls geht auch ein Teddy oder ähnliches) geübt werden, was den Eltern Sicherheit vermittelt; ein weiterer Vorteil ist, daß die Paare in der Schwangerschaft gut an die Massage herangeführt werden können; sie haben beispielsweise durch eine gegenseitige Handmassage die Möglichkeit, die Wohltat einer Massage selbst zu erfahren.

8.3 Das optimale Alter

Wie alt sollte das Kind sein, wenn mit der Babymassage begonnen wird? Natürlich wäre es wünschenswert, wenn das Neugeborene so früh wie möglich nach der Geburt massiert würde. Das Foto zeigt ein fünf Tage altes Neugeborenes, das sich bei der Massage durch die Mutter sichtlich entspannt.

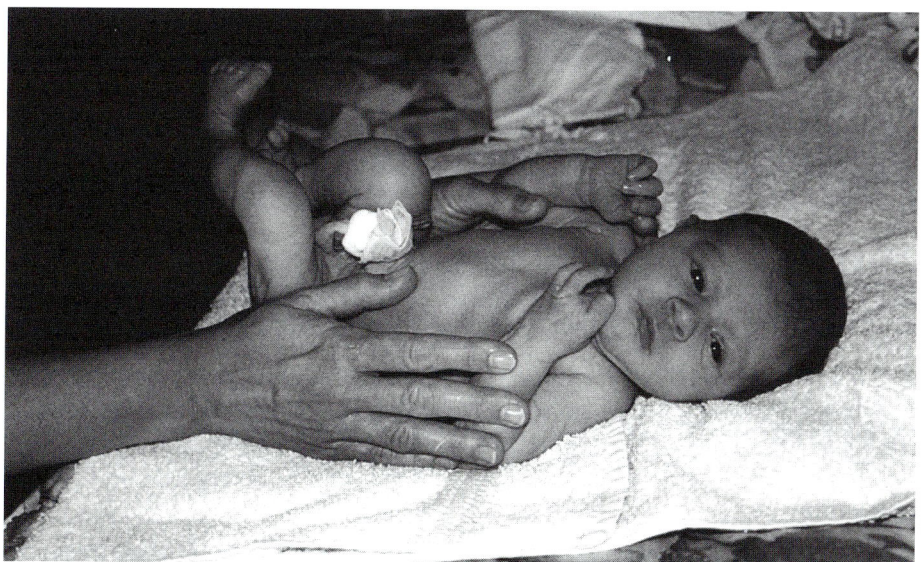

Abb. 57 Fünf Tage altes Neugeborenes

Von daher gibt es eigentlich keinen zu frühen Beginn. Für die Teilnahme an Kursen hat es sich jedoch bewährt, wenn man die vollständige Abheilung des Nabels abwartet. Dann sind die Mütter bei der

Massage unbefangener, und man braucht keine Sorge zu haben, daß Massageöl in die frische Wunde gelangt. Dies erleichtert den Ablauf der ersten Kursstunde.

Nach oben hin gibt es dagegen eine klare Empfehlung: Zu Beginn des Kurses sollte das Kind nicht älter als vier Monate alt sein, denn danach beginnt es sich zu drehen und möchte lieber die Umwelt entdecken, als ruhig liegen zu bleiben und massiert zu werden.

Hat man dagegen früh genug mit der Massage begonnen, ist es kein Problem, wenn das Baby älter wird. Denn es hat bis dahin die Massage kennen- und schätzengelernt, so daß es bereitwillig die Berührungen genießt.

8.4 Kursankündigung

Es gibt verschiedene Möglichkeiten, Kurse anzukündigen. Gerade zu Beginn ist dies sehr wichtig, später läuft vieles über Mund-zu-Mund-Propaganda. Die beiden gebräuchlichsten Methoden sind:

Die Zeitungsannonce

Teuer, aber für Anfängerinnen durchaus eine Idee, ist das Inserieren im Lokalteil der Tageszeitung. Die Ankündigung sollte kurz und präzise alle notwendigen Informationen enthalten:

– Kursbeginn, Kursdauer, Uhrzeiten, Ort,
– Inhalt des Kurses (z. B. „Schwerpunkt Indische Babymassage"),
– Kursgebühren,
– Anschrift und Telefonnummer (!) zwecks Information und Anmeldung.

Apropro Telefon: Wer einen Kurs angekündigt hat, der sollte alle Informationen und eine Teilnehmerliste samt Stift griffbereit neben dem Telefon liegen haben. Es macht keinen guten Eindruck, erst lange suchen zu müssen.

Noch ein Wort zum Thema Telefon: Ein Anrufbeantworter bewahrt einen vor Anmeldungen abends um 23 Uhr und bietet dennoch die Garantie, daß der Anruf jederzeit entgegengenommen wird. Andererseits haben viele Menschen eine Scheu davor, auf Band zu sprechen. Daher kann eine genaue Zeitangabe wie „Anmeldung telefonisch

---

Kurs Babymassage

Kursbeginn/-ende: 20. Mai/24. Juni
Kursdauer: 6 x 1,5 Stunden, jeweils dienstags von 9.30 – 11.00 Uhr

Anmeldungen:

Name (Mutter/Vater)	Anschrift u. Telefon	Kind, geb. am ......
1.		
2.		
3.		
4.		

Warteliste:

Name (Mutter/Vater)	Anschrift u. Telefon	Kind, geb. am ......
1.		
2.		
3.		

Abb. 58   Muster einer Teilnehmerliste

montags von 10 – 12 Uhr" eine Lösung sein, sofern man garantieren kann, zu dieser Zeit erreichbar zu sein.

Handzettel

Sie sind preiswert zu erstellen und ermöglichen auch mehr Text. Handzettel sollten übersichtlich und leserlich (professionell sieht ein Computerausdruck aus) erstellt werden und ebenfalls alle notwendigen Daten enthalten. Ein Blickfang, etwa ein Foto oder eine Zeichnung, macht neugierig und lädt zum Lesen ein.

Handzettel kann man beispielsweise in Frauenarztpraxen oder bei Kinderärzten auslegen, aber auch in Geschäften aushängen. Geeignet sind Läden mit hohem Publikumsverkehr (zum Beispiel Bäckereien) sowie Geschäfte, deren Zielgruppe junge Eltern sind (Geschäft für Babybekleidung etc). Textbeispiele sind:

Kursankündigung für einen reinen Babymassagekurs

„Berührt, gestreichelt und massiert werden,
das ist Nahrung für das Kind ... Nahrung, die Liebe ist."
(Zitat: F. Leboyer)

Der nächste Babymassage-Kurs beginnt am .....

Kursankündigung für einen kombinierten Kurs
Babymassage und Rückbildungsgymnastik

Auch wenn das Baby im Mittelpunkt steht, sollte die Mutter nicht zu kurz kommen. Daher wendet sich dieser Kursus an beide: Verwöhnen Sie Ihr Kind, und sorgen Sie gleichzeitig durch Rückbildungsgymnastik für Ihr körperliches und psychisches Wohlbefinden.

Babymassage ist Nahrung für die Seele des Kindes, über die Haut nimmt es seine Umwelt wahr. Es genießt die intensive Zuwendung. Außerdem hilft Massage bei Blähungen.

Der nächste kombinierte Kurs „Babymassage und Rückbildungsgymnastik" beginnt am .....

8.5 Formalitäten: Was muß bei der freiberuflichen Tätigkeit beachtet werden?

Wer noch nie freiberuflich gearbeitet hat, sollte vor Beginn des ersten Babymassagekurses folgende Punkte beachten und sich von einer erfahrenen Kollegin und den entsprechenden Institutionen beraten lassen:

1. Berufshaftpflichtversicherung

Wie bei jeder freiberuflichen Tätigkeit empfiehlt es sich, beim Berufsverband eine Berufshaftpflichtversicherung abzuschließen. So sind Schäden, die Sie versehentlich anderen antun, abgedeckt. (Beispiel: Sie treten auf die Brille einer Teilnehmerin.)

2. Gesundheitsamt

Beginn und Ende der freiberuflichen Arbeit einer Hebamme **muß** diese Ihrem zuständigen Gesundheitsamt schriftlich melden. Art und Umfang der geplanten Tätigkeit sind anzugeben.

3. Finanzamt

Melden Sie sich beim zuständigen Finanzamt, damit Sie eine Nummer für Ihre Einkommenssteuererklärung bekommen.

4. Berufsgenossenschaft

Um selbst gegen die Folgen eines Arbeits- oder Wegeunfalls sowie einer Berufskrankheit im Rahmen der freiberuflichen Tätigkeit versichert zu sein, ist eine Anmeldung bei der Berufsgenossenschaft **innerhalb einer Woche** nach Aufnahme der Arbeit erforderlich: Für Hebammen ist zuständig die Berufsgenossenschaft für Gesundheitsdienst und Wohlfahrtspflege, Pappelallee 35–37, 22089 Hamburg.

5. Antrag beim Arbeitgeber

Wer parallel zu seiner Angestelltentätigkeit freiberuflich arbeiten möchte, muß in der Personalabteilung schriftlich einen Antrag auf Genehmigung der freiberuflichen Nebentätigkeit stellen.

6. Krankenkassen

Wer ausschließlich Babymassagekurse leitet, braucht sich nicht abrechnungstechnisch bei den Krankenkassen zu melden, da diese die Kursgebühren nicht mehr übernehmen.

Achtung: Es würde den Rahmen dieses Buches sprengen, näher auf diese Formalitäten einzugehen. Wer vom Umfang her stärker in die Freiberuflichkeit einsteigt, sollte sich beraten lassen, was sonst noch erforderlich oder sinnvoll ist.

8.6 Vorbereitungen – nur eine Pflichtübung?

Eine gute Kursvorbereitung schafft eine Basis, der ersten Kursstunde mit Zuversicht entgegenzusehen. Denn gerade für Berufsanfängerinnen ist der erste eigene Kurs sicherlich mit einer gewissen Aufregung verbunden. Einen Kurs auszuarbeiten, macht zwar viel Arbeit, aber durchaus auch viel Spaß, da Sie dabei kreativ tätig werden. Außerdem lohnt sich eine gründliche Ausarbeitung, da das Konzept dann für viele Folgekurse steht und nur noch ab und an aktualisiert oder ergänzt werden sollte.

Zuerst muß man sich überlegen, was man alles braucht:
1. eine große Baby-Krabbeldecke,
2. einen Windeleimer,
3. Heizgeräte,
4. eine Materialkiste,
5. eine „Arbeitsmappe" für die Teilnehmer/innen.

1. Baby-Krabbeldecke

Da die Massage auf dem Fußboden stattfindet, braucht man eine Unterlage. Die Mütter/Väter können sich beispielsweise auf Isoliermatten oder Turnmatten setzen.

Einladender ist jedoch eine große, bunte Krabbeldecke, auf der alle Teilnehmer Platz haben. Kreatives Arbeiten wie das Nähen einer solchen Krabbeldecke macht Spaß.

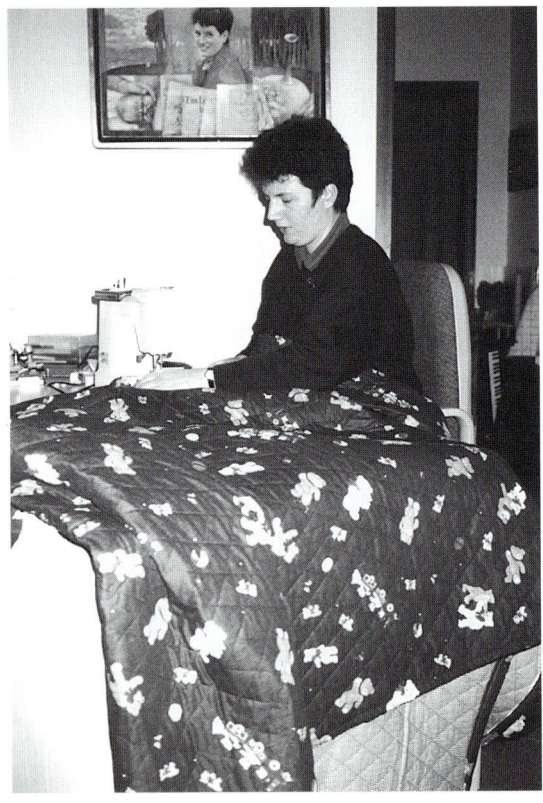

Abb. 59 Nähen einer Krabbeldecke

Hierfür sollte man einen dickeren, gesteppten Stoff mit fröhlichen Kindermotiven aussuchen. Die Deckengröße sollte zum Raum passen. Schön ist es, wenn die Erwachsenen im Kreis sitzen, so daß ein Gruppengefühl entstehen kann. Aber auch eine „Reihe", in der sich immer zwei gegenüber sitzen, bietet sich an.

Bei der Größe sollte man berücksichtigen, daß die Decke in die Waschmaschine passen muß, damit eine regelmäßige Reinigung möglich ist.

2. Windeleimer

Wer mit Säuglingen arbeitet, muß einen Behälter für benutzte Einmalwindeln bereitstehen haben. Ein Eimer mit Deckel ist hygienischer und verhindert stärkere Geruchsentwicklung.

3. Heizgeräte

Nähere Ausführungen sind im Kapitel „Rahmenbedingungen zur Durchführung der Babymassage", S. 10, aufgeführt.

4. Materialkiste

Hierein gehört alles, was Sie für die Kursstunden brauchen:

- **die Vorführpuppe**

  Damit man die Massagegriffe für alle Teilnehmer/innen gut sichtbar und deutlich vormachen kann, sollte die Puppe
  – größer als ein Neugeborenes sein,
  – einen weichen Rumpf haben, die Extremitäten können dagegen aus Kunststoff sein, der aber auch etwas nachgibt.

- **das Massageöl**

  Hier wäre es schön, neben einem Basisöl (Mandelöl) einige Alternativen anbieten zu können. (s. Kapitel „Öle", S. 15)

  Es empfiehlt sich, die Ölfläschchen in ein Kunststoffgefäß zu stellen, das mit einer saugfähigen Serviette ausgelegt ist. So wird die Auslaufgefahr minimiert.

- **Massage-Gegenstände**

  Eine mögliche Zusammenstellung von Massage-Gegenständen können Sie dem Kapitel „Was Babys und Kleinkinder sonst noch mögen" (S. 55) entnehmen.

- **Stifte und Papier**

  Dies sollte in jedem Kurs griffbereit sein, damit Sie schnell etwas aufschreiben oder darstellen können.

- **Ihr Unterrichtskonzept in einem kleinen Ringbuch**

  Gerade beim ersten Kurs ist man häufig sehr aufgeregt. Da ist es hilfreich, einen Leitfaden neben sich liegen zu haben. Bewährt hat sich dafür ein DIN-A5-Ringbuch, auf dem pro Seite ein Massagegriff (und worauf man dabei achten muß) bildlich und mit Text dargestellt ist. So kann man im Kurs mitblättern. Auch Lieder oder theoretische Grundlagen, die man den Eltern geben will (beispielsweise Informationen über die Vorteile der Babymassage), können dort an einer in Ihr Konzept passenden Stelle eingeheftet sein. So vergißt man auch nicht, was man in der jeweiligen Stunde mit den Eltern besprechen/machen wollte.

- **Formulare**

Nicht notwendig, aber dennoch für die eigene Arbeit hilfreich, sind einige Formulare:

1. „Meine Erwartungen/Wünsche/Einschränkungen"

Musterformular s. „Die Besonderheit der ersten Kursstunde", S. 96.

2. „Kurskritik"

Ein Feedback der Eltern in der letzten Kursstunde gibt der Kursleiterin die Möglichkeit, die eigene Arbeit zu reflektieren und die Kursgestaltung zu optimieren. Daher bietet es sich an, die Teilnehmer/innen in der letzten Stunde einen Fragebogen ausfüllen zu lassen. Um konstruktive Kritik zu erhalten, ist es wichtig, offene Fragen zu stellen. Eine geschlossene Frage mit vorgegebenen Antworten wäre beispielsweise:

Wie hat Ihnen der Kurs gefallen?

( ) sehr gut   ( ) gut   ( ) mittelmäßig   ( ) schlecht

Mit diesen Angaben können Sie jedoch nicht allzuviel anfangen, daher sind detaillierte Fragen mit offenen Antworten sinnvoller. Beispiel:

Was hat Ihnen am Kurs gut gefallen?

. . . .

Was hätten Sie sich anders gewünscht?

. . . .

Kurskritik

1. Die Atmosphäre im Kurs war   . . . .
2. Die Gruppengröße empfand ich als   . . . .
3. Die Vermittlung der Babymassage war   . . . .
4. Die „Arbeitsmappe" war für mich   . . . .
5. Die räumlichen Gegebenheiten fand ich   . . . .
6. Meine Erwartungen wurden   . . . .
7. Gut gefallen hat mir   . . . .
8. Nicht gefallen hat mir   . . . .
9. Ich hätte mir gewünscht, daß   . . . .
10. Das Verhältnis von Theorie zu Praxis war   . . . .

Abb. 60 Musterformular

5. „Arbeitsmappe" für die Teilnehmer/innen

Eltern freuen sich darüber, wenn sie etwas in die Hand bekommen, was sie mit nach Hause nehmen dürfen. Schriftliche Unterlagen – nett gestaltet und in einer Klarsichtmappe ordentlich abgeheftet – sind eine schöne Erinnerung an den Babymassagekurs – und nicht zuletzt auch eine „Werbung" für Ihre Kurse. Denn eine attraktive Arbeitsmappe wird gerne unter Müttern weitergezeigt.

Es gibt verschiedene Möglichkeiten, eine solche Arbeitsmappe zusammenzustellen, Ihre Kreativität hat hier volle Entfaltungsmöglichkeit. Folgende Einzelblätter kann man zusammenstellen:

- **Deckblatt**

  Das Deckblatt läßt sich gut auf dem individuellen Briefpapier gestalten, das die meisten freiberuflich arbeitenden Hebammen haben. Der Vorteil davon ist, daß hier der eigene Name samt Anschrift und meist auch ein ansprechendes „Firmenlogo" die Arbeitsmappe als „Produkt" der jeweiligen Hebamme erkennen läßt und somit auch für diese „wirbt".

  Natürlich gehört das Wort „Babymassage-Kurs" auf das Titelblatt.

- **Anschriftenliste**

  Auf Wunsch der Teilnehmer/innen kann man an dieser Stelle die Liste mit den Namen und Anschriften aller Eltern und Kinder ein-

heften, gekoppelt mit den Angaben der Kurstermine und „Mitbring-
liste". (s. „Die Besonderheit der ersten Kursstunde", S. 95).

• **Liederzettel**

Durchstöbern Sie Musikbücher, und stellen Sie sich dann eine Liste
mit den Liedern zusammen, deren Melodie Sie gut kennen und die
Ihnen gefallen. Es gibt kaum ein Kinder- oder Schlaflied, das sich
nicht für die Babymassage eignet, und auch viele Volkslieder bieten
sich an.

So banal es sich auch anhören mag, es ist durchaus nicht lächerlich,
den Liederzettel mit „Alle meine Entchen" zu beginnen. Denn seien
wir doch einmal ehrlich: Wer kennt schon die zweite bis vierte Stro-
phe auswendig? Der Babymassagekurs bietet sich in idealer Weise
dafür an, diese Kinderlieder wieder aufleben zu lassen, zumal die
Melodien allgemein bekannt sind.

Bei neueren Liedern ist es ein besonderer Service, die Noten zusätzlich zu notieren (möglichst in einer Tonart ohne „Vorzeichen").
Selbst wenn Sie musikalisch nicht so fit sind, kennen Sie bestimmt
jemanden, der Ihnen dies handschriftlich oder gar auf dem Compu-
ter erstellen kann. Der große Vorteil davon ist, daß die Eltern
sowohl im Kurs als auch zu Hause die Melodie auf Instrumenten
spielen können, um sie sich einzuprägen.

Hier noch eine Idee: Viele Mütter/Väter haben irgendwo noch ihre
alte Blockflöte oder ein Glockenspiel liegen. Auch wenn das praktische Musizieren lange zurückliegt, kann man sie durchaus motivie-
ren, in die nächste Stunde die Instrumente mitzubringen und
gemeinsam das eine oder andere Lied zu spielen. Die Kinder werden
begeistert sein, und über den einen oder anderen falschen Ton kann
man locker hinweghören.

Folgende Lieder könnte man in das Liederheft als Teilbestand der
Arbeitsmappe aufnehmen:

– **Kinderlieder:**
  Alle meine Entchen
  Ein Männlein steht im Walde
  Hopp, Hopp, Hopp, Pferdchen lauf Galopp
  Der Kuckuck und der Esel
  Der Sonnenkäfer
  Ich bin der kleine Zappelmann

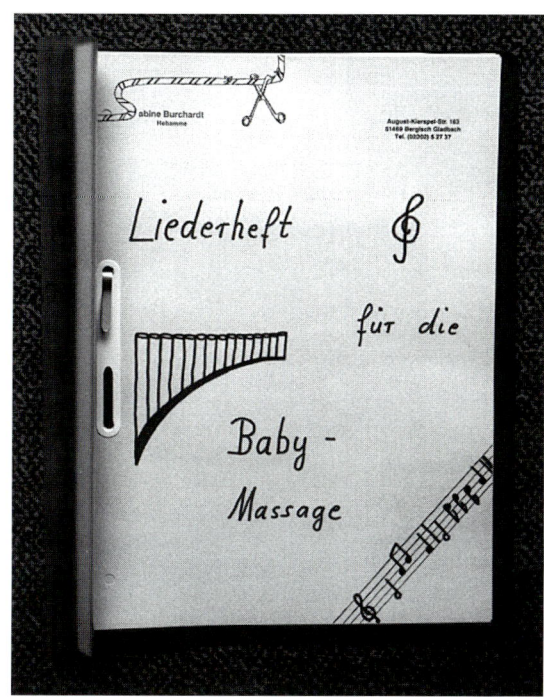

Abb. 61 Liederheft

– **Schlaflieder**
Schlaf, Kindlein, schlaf
Wer hat die schönsten Schäfchen
Der Mond ist aufgegangen
La Li Lu
Bruder Jakob

– **Volkslieder**
Es klappert die Mühle am rauschenden Bach
Zwischen Berg und tiefem, tiefem Tal

Übrigens: Auch alte Kinderreime haben ihren Reiz. Vielleicht wollen Sie auch davon einige in Ihre Mappe aufnehmen?

• **Theorie-Zettel**

Wer möchte, kann den Eltern auch einige theoretische Informationen mitgeben, beispielsweise über

– die wichtigsten Voraussetzungen zur Durchführung der Massage,
– das Massageöl,
– die Vorteile der Babymassage.

- **Übersicht über die Massagegriffe**

Hier gibt es zwei Möglichkeiten:

- Entweder fertigt man einen Zettel an, auf dem die einzelnen Phasen der Indischen Babymassage in Kurzfassung als Erinnerungsstütze formuliert sind.
- Oder man erstellt Arbeitsblätter, die die Eltern Schritt für Schritt im Laufe des Kurses mit ihren eigenen Worten ausfüllen.

Ich tendiere zu der zweiten Möglichkeit, da sie folgende **Vorteile** hat:

- Die Mütter/Väter werden selbst aktiv und haben das Gefühl, im Kurs etwas erarbeitet zu haben.
- Sie schreiben sich die Massagegriffe in ihrem eigenen Wortlaut auf, dadurch können sie das Geschriebene später oft besser nachvollziehen.
- In jeder Stunde werden einige Griffe erst erklärt, dann vorgeführt, später selbst an den Babys durchgeführt und schließlich noch aufgeschrieben; der Lerneffekt ist dadurch besser.
- Ein fertiger Zettel verführt die Eltern dazu, zu Hause schon einige Griffe auszuprobieren; dabei kann die Kursleiterin jedoch nicht korrigierend eingreifen, und schnell prägen sich „Fehler" ein.

Die **Vorteile des fertigen Zettels** sind:

- eine „gut durchdachte Formulierung",
- eine gewisse Zeitersparnis im Kurs.

- **Blätter zu den weiteren Kursinhalten**

Hier können Sie beispielsweise folgende Inhalte schriftlich festhalten:
- Spezielle Massagetechniken gegen Blähungen,
- Massage für das ältere Kind.

- **Liste mit Büchertips**

Anregungen hierfür können Sie dem Kapitel „Buchempfehlungen" (S. 92) entnehmen.

- **Kreative Seite**

Wer möchte, kann hier ein farbiges DIN-A4-Blatt einlegen. Hier könnten die Eltern beispielsweise ein Gruppenfoto einkleben, das während des Babymassagekurses aufgenommen wurde.

Oder die Eltern können sich hier gegenseitig etwas eintragen.

Arbeitsblatt für die **Indische Babymassage** nach **Frédérick Leboyer**

Berührt, gestreichelt und massiert werden
das ist Nahrung für das Kind.
Nahrung, die genauso wichtig ist
wie Mineralien, Vitamine und Proteine.
Nahrung, die Liebe ist.
(Zitat aus dem Buch „Sanfte Hände" von Frédérick Leboyer)

Durchführung der traditionellen Indischen Baby-Massage

A) **Brustkorb mit Schultern:**
　1.
　2.

B) **Arme:**
　1.
　2.

C) **Hände:**
　1.
　2.

D) **Bauch:**
　1.
　2.

Abb. 62 Muster für das erste Arbeitsblatt zur Indischen Babymassage

Allgemeine Hinweise zur Gestaltung der Arbeitsmappe

- Farbe lockert auf. Daher kann die eine oder andere Seite auf farbigem Kopierpapier gestaltet werden.

- Kleine Bilder beleben den Text. Wer talentiert im Zeichnen ist, könnte beispielsweise zu dem einen oder anderen Lied eine einfache Zeichnung hinzufügen, die zum Inhalt paßt. Schwarz/Weiß-Zeichnungen lassen sich gut kopieren.

- Eine andere Möglichkeit ist es, ab und zu Stempelabdrücke mit Kinder- oder Tiermotiven einzufügen. Hier bietet es sich an, verschiedenfarbige Stempelkissen zu benutzen.

- Babymassage ist ein fröhliches Thema, also sollte auch die „Arbeitsmappe" entsprechend gestaltet sein. Achten Sie jedoch darauf, die einzelnen Seiten nicht zu überladen.

- Beidseits kopierte Blätter sparen Papierkosten und schonen die Umwelt.

8.7 Buchempfehlungen

In Kursen fragen Mütter/Väter gelegentlich nach Buchempfehlungen. Jede Hebamme kennt Bücher, die ihr besonders zusagen. Die unten aufgeführte Auswahl ist nur eine Möglichkeit. Zwei Aspekte finde ich jedoch in diesem Zusammenhang wichtig, nämlich daß die Eltern

– die Möglichkeit haben, in den empfohlenen Büchern zu blättern; diese Zeit kann die Kursleiterin nutzen, die positiven Aspekte der Bücher herauszustellen, aber auch auf negative Punkte hinzuweisen
– nicht mit unzähligen Büchern „überschüttet" werden. Weniger ist hier oft mehr. Daher beschränke ich mich auf folgende Werke:

1. Sanfte Hände
Frédérick Leboyer
Kösel-Verlag
ISBN 3–466–34021–7

Dieses Buch zeigt ausdrucksstarke Schwarz/Weiß-Fotos von Shantala, einer jungen indischen Mutter, die gerade ihr Kind massiert.

2. Zehn kleine Zappelfinger
Marianne Austermann/Gesa Wohlleben
Kösel-Verlag
ISBN 3–466–30292–7

In diesem Buch finden die Leser/innen zahlreiche Anregungen für kreative Spiele mit Babys und Kleinkindern.

3. Ich bin der kleine Zappelmann
Detlev Jöcker
Menschenkinder-Verlag
ISBN 3–89516–011–3

Dieses Buch ist eine Fundgrube für Fingerspiele mit Liedern für die Kleinsten und Kindergartenkinder.

4. Wohltuende Massagen in der Schwangerschaft
Elaine Stillerman
Kösel-Verlag
ISBN 3–466–34349–6

Stößt in Geburtsvorbereitungskursen das Thema Massage auf großes Interesse, dann empfehle ich gerne dieses Buch. Werdende Eltern finden hier „helfende Handgriffe" für die Zeit der Schwangerschaft, der Geburt und der Stillzeit – also eine ideale Ergänzung zum Kurs.

5. Aromatherapie – Massage – Yoga
McGilvery/Reed/Mehta
DuMonts Handbuch
ISBN 3–7701–3365-X

Wie wohltuend Massagen sind, erleben Eltern oft erstmals im Zusammenhang mit der Schwangerschaft oder bei der Babymassage. Einige wollen daraufhin tiefer in das Thema „Massage" einsteigen. Ihnen kann dieses umfassende Buch vorgestellt werden.

8.8 Die Teilnehmer/innen willkommen heißen

Gerade die Babymassage lebt von der Atmosphäre, die im Kurs herrscht. Daher sollte es eine Selbstverständlichkeit sein, die Teilnehmer/innen als Gäste willkommen zu heißen.

Dazu gehört, daß

– man als Kursleiterin den Raum bereits vorbereitet hat, bevor die Mütter/Väter mit ihren Kindern kommen (beim Aufräumen dagegen kann man sich gut von den Teilnehmer/innen helfen lassen, die gerade nicht mit ihrem Kind beschäftigt sind),

– man selbst ausgeruht ist und nicht unter Termindruck steht (eigener Streß überträgt sich auf die Kinder, die dann unruhig werden und schreien!),

– Getränke und Gläser für die Teilnehmer/innen bereitstehen, denn im Raum ist es sehr warm; hier geht es nicht darum, eine große Auswahl anzubieten, Mineralwasser ist völlig ausreichend und birgt im Gegensatz zu Kaffee oder Tee auch nicht die Verbrühungsgefahr von Kindern (eine Tasse wird schnell mal auf den Boden gestellt und kippt aus Versehen um),

– eine bequeme Sitzgelegenheit mit Kissen (idealerweise ein Stillkissen) vorhanden ist, denn nicht jede Mutter fühlt sich beim Stillen auf dem Boden wohl,

– ein Windeleimer im Raum vorhanden ist (es ist sonst für manche Eltern peinlich zu fragen, wo sie schmutzige Windeln hintun sollen),

– die sanitären Einrichtungen in Ordnung sind (Wer Kurse in fremden Einrichtungen hält, sollte hier also vorher nach dem Rechten sehen),

– etwas Schönes wie Blumen, ein Gesteck, eine Kerze oder eine Duftlampe auf einer hübschen Decke einen Blickfang bilden,

– nach Möglichkeit Störungen reduziert werden, also der Anrufbeantworter angeschaltet wird,

– die eigene Vorführpuppe nicht unachtsam in einer Ecke liegt, sondern zum Beispiel liebevoll auf einem Lammfell gebettet und zugedeckt ist.

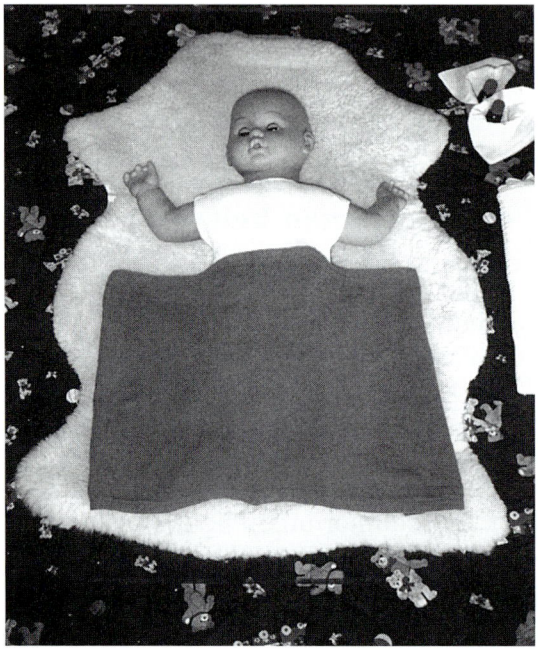

Abb. 63 Puppe auf Lammfell

8.9 Die Besonderheit der ersten Kursstunde

Die Teilnehmer/innen kommen zumeist mit gemischten Gefühlen zur ersten Kursstunde: Aufregung, Neugier, Vorfreude, Unsicherheit und Ängste vermengen sich. Der Kursleiterin ergeht es oft nicht anders, denn jeder Kurs ist durch die spezielle Kombination an Menschen anders. Es gilt also, diese Stimmung aufzufangen und ein wenig ins Positive zu lenken.

Ein wesentlicher Aspekt ist es, die Eltern mit ihren Kindern persönlich mit Namen zu begrüßen und willkommen zu heißen. Die äußeren Rahmenbedingungen sind im Kapitel „Die Teilnehmer/innen willkommen heißen" (s. S. 93) beschrieben.

Läuft eine beruhigende Musik im Hintergrund, wird eine gewisse Sprachlosigkeit überwunden, bis alle Eltern mit ihren Babys angekommen sind. In Ruhe sollte eine Vorstellrunde erfolgen, bei der die Teilnehmer/innen sich selbst und ihr Kind kurz vorstellen. Dabei ist es für die Kursleiterin hilfreich, sich Notizen zu den einzelnen Menschen zu machen. Schön wäre es, wenn jede Mutter/jeder Vater folgendes mitteilt (es sollte jedoch niemand zu irgend etwas gezwungen werden!):

- Name,
- Name und Alter der Kindes,
- Geburtsmodus, Geburtsort (Klinik-/Hausgeburt/etc),
- mögliche Geburtsverletzungen (sofern man die Babymassage mit Rückbildungsgymnastik kombiniert),
- bisherige Erfahrungen rund ums Thema Massage,
- eventuell: allgemeines Befinden in diesem Augenblick.

Je nach Situation ist es sinnvoll, sich selbst als Kursleiterin zuerst vorzustellen, damit die anderen „auftauen". Denn nicht jeder traut sich direkt, vor einer Gruppe zu sprechen.

Entscheiden Sie selbst, ob Sie das gegenseitige „Du" vorschlagen wollen. Erfahrungsgemäß ergibt sich das im Laufe des Kurses von alleine, und man braucht niemanden damit gleich zu überrumpeln. Aber auch, wenn es in dieser Gruppe beim „Sie" bleibt, kann die Atmosphäre sehr schön und persönlich sein.

Die **Erwartungen der Eltern** stehen im Mittelpunkt der ersten Kursstunde, und sie fühlen sich ernstgenommen, wenn nach diesen gefragt wird. Da sich viele damit leichter tun, ihre Gedanken aufzuschreiben als laut vor allen zu sagen, lasse ich ein Formular ausfüllen. Ich begleite dies mit den Worten: „Ihre Vorstellungen werde ich mir im Anschluß an die Stunde in Ruhe durchlesen, damit ich Ihre Wünsche in die Kursgestaltung einfließen lassen kann."

Besonders bei kombinierten Kursen interessiert mich, welchen Schwerpunkt die Eltern setzten. Daher folgt ein **Musterformular** für einen kombinierten Kurs Babymassage und Rückbildungsgymnastik (Abb. 64).

Ein besonderer Service

Aus Kursen entwickeln sich häufig Freundschaften unter den Teilnehmer/innen. Daher biete ich an, sofern sie es wünschen, die Anschriften aller auf einer Liste zusammenzustellen und beim nächsten Mal zu verteilen.

Hier noch ein **Tip:** Es ist sinnvoll, auf dieser Liste als Erinnerungsstütze für die Eltern nochmals die Kurstermine mit Uhrzeiten anzugeben, außerdem die Dinge, die sie zu jeder Stunde mitbringen sollten:

Meine Erwartungen/Wünsche/Einschränkungen

Kurs: Babymassage und Rückbildungsgymnastik
Datum: vom ..... bis .....

Name:

Ich möchte hier ...

Ich wünsche mir, daß wir hier auch auf folgende Themen eingehen ...

Ich fände es nicht gut, wenn wir hier ...

Meine größte Sorge ist, daß ...

Ich interessiere mich

　　　　( ) hauptsächlich für die Babymassage
　　　　( ) hauptsächlich für die Rückbildungsgymnastik
　　　　( ) für beides gleich stark

Mit der Weitergabe meiner Daten (Name, Anschrift, Geburtsdatum meines Kindes) an die anderen Teilnehmer/innen dieses Kurses bin ich

　　　　( ) einverstanden
　　　　( ) nicht einverstanden

Abb. 64 Musterformular

- ein Handtuch als Unterlage für das Kind,
- zwei Stoffwindeln oder Spucktücher (als Schutz vor Ausscheidungen),
- Wickelutensilien,
- bei nicht stillenden Müttern: Fläschchen mit Nahrung,
- eventuell eine Puppe,
- eventuell eigenes Massageöl.

So viel Theorie am Anfang!

Auch dies ist in der ersten Kursstunde typisch. Erst muß einiges erklärt werden, von der Einführung in die Babymassage bis zu organisatorischen Details. Erklären Sie daher den Eltern, daß in den nächsten Stunden immer mehr praktische Massage am Baby erfolgen wird und dafür immer weniger Theorie notwendig sein wird. Denn die meisten Mütter/Väter wollen am liebsten gleich mit der vollständigen Massage loslegen, doch das würde nicht nur sie selbst, sondern besonders ihre Kinder völlig überfordern.

Ein besonderer Hinweis zum Thema „Babygeschrei“:

In der ersten Kursstunde ist es oft sehr unruhig, denn die allgemeine Aufregung wühlt die Kinder auf. Außerdem prasseln viele neue Eindrücke auf das Baby ein: die fremde Umgebung, fremde Stimmen, fremde Gerüche – und die ungewohnte Massage. Kinder brauchen Zeit, sich einzugewöhnen. Daher ist der Hinweis an die Eltern wichtig, daß sie sich nicht von dem Geschrei in der ersten Stunde beeinflussen und entmutigen lassen sollen, sondern mit Zuversicht wiederkommen dürfen.

Apropro Geschrei: Eltern ist es häufig sehr unangenehm, wenn gerade ihr Kind weint und sie es nicht schnell beruhigen können. Trösten Sie daher die Mutter/den Vater, deren/dessen Kind gerade weint, und ergänzen Sie, daß es das nächste Mal ein anderes Baby sein kann, das unruhig ist.

8.10 Basisregeln im Kurs

> Es gibt eine grundlegende Spielregel, die für alle Kursstunden gilt:
>
> **Die Bedürfnisse der Babys haben jederzeit Vorrang!**

Dies bedeutet:

- Hat das Kind Hunger, darf es jederzeit gestillt beziehungsweise gefüttert werden.

- Schläft das Baby, sollte man es nicht wecken.

- Möchte der Säugling auf dem Arm der Mutter sein und kuscheln, so sollte auch dieses Bedürfnis befriedigt werden.

- Ein Kind, das durch Schreien signalisiert, daß es zu dieser Stunde keine Massage wünscht, sollte nie gegen seinen Willen massiert werden.

Daraus ergibt sich für den **Ablauf der Kursstunde:**

- Man sollte ausreichend Zeit einkalkulieren, damit man den Kindern nicht sofort nach der Ankunft hektisch „die Kleidung vom Leib reißen muß". Wichtig ist, daß Mutter und Kind erst richtig ankommen können und jede dann ihr Baby entkleidet, wenn es für sie der richtige Moment ist.

- Ziel der Stunde ist es nicht, daß jeder anwesende Erwachsene sein Kind auch tatsächlich massiert. Möchte die Frau oder der Mann heute nicht massieren oder mag deren Kind in diesem Augenblick nicht massiert werden, steht es ihr/ihm frei

  – entweder einfach nur zuzuschauen und diese Zeit zu genießen,
  – oder eine Puppe zu massieren, damit sie/er die Technik übt.

An dieser Stelle sei noch ein Wort zu der „Verantwortung" der Kursleiterin gesagt: Wir sind zwar dafür verantwortlich, die Grundlagen und die Technik der Babymassage fachgerecht und verständlich zu vermitteln, sollten dies jedoch als ein Angebot an die Mütter/Väter betrachten. Was sie aus diesem Angebot wahrnehmen und für sich „nach Hause mitnehmen", ist deren Entscheidung.

Es mag sein, daß manche Teilnehmerin nur deshalb zur Babymassage kommt, um von zu Hause einmal wegzukommen. Vielleicht mag sie gar nicht massieren, braucht aber einen „offiziellen Kurstermin", um ihre Abwesenheit rechtfertigen zu können. Dies sollten wir akzeptieren. Wenn sie also nur kommt, um nette Leute zu treffen, ist das auch in Ordnung.

8.11 Musik

Musik ist eine schöne Sache. Dennoch sollte sich die Kursleiterin überlegen, ob sie während der Massage Musik abspielen möchte, denn diese hat durchaus auch **Nachteile:**

- Für die Säuglinge bedeutet sie eine zusätzliche Stimulation, die verarbeitet werden muß; dabei ist schon so vieles neu im Kurs.
- Musik verleitet dazu, im vorgegebenen Takt zu massieren, dabei wäre es wünschenswert, wenn Mutter (oder Vater) und Kind ihren eigenen Rhythmus finden würden.
- Musik ist in der Lernphase, in der noch viel zwischendurch erklärt und korrigiert werden muß, eine zusätzliche Geräuschkulisse.

Da andererseits Musik eine positive Atmosphäre vermitteln und Kinder beruhigen kann, bietet sich als **Kompromißlösung** folgendes an: keine Musik in den ersten Stunden während der Lernphase, aber eine abschließende Massagestunde am Ende des Kurses zu Musik (bei der dann keine Störungen mehr durch Erklärungen erfolgen sollten).

Geeignet dafür ist jede ruhige Musik, so zum Beispiel:
- „Mozart für Babys": Das Spieluhren-Orchester.
- „Klänge des Waldes":Klänge des Waldes zu Joseph Haydns Streichquartetten.
- „Mein Apfelbäumchen" von Reinhard Mey.
- „Einsamer Hirte" von Gheorghe Zamfir oder eine andere Panflötenmusik.

8.12 Sprechen während der Massage – ein Tabu?

Wir haben die Massage bereits als eine Form der nonverbalen Kommunikation kennengelernt. Diese intensiv zu erleben, hat ihren Reiz. Daher kann man die Eltern dazu animieren, wortlos ihr Kind zu massieren. Dies sollte jedoch nicht zu einer „strengen Regel" werden. Denn wenn ein Kind vor Vergnügen „gluckst", möchte die Mutter/der Vater dem Baby antworten. Oder sie wollen es mit ihrer Stimme beruhigen, zum Beispiel während des Erprobens eines neuen Massagegriffes. Diese Verständigungen zwischen massierender Person und Kind sind daher in Ordnung.

Ein Plaudern der Teilnehmer/innen untereinander wirkt dagegen während der Massage oft störend. Für diesen Erfahrungsaustausch und sonstige Gespräche – ein Kurs hat schließlich auch die Aufgabe, eine Basis für Kommunikationsmöglichkeiten zu gewährleisten und Kontakte unter den Teilnehmer/innen zu fördern – bietet sich die Zeit vor und/oder nach dem Massieren an.

9 Didaktik: Worauf ist bei der Vermittlung der Massagetechnik zu achten?

Die „Methodik des Lehrens" ist ein sehr umfangreiches Thema, so daß ich mich hier nur auf einige wesentliche Gesichtspunkte beschränken kann.

Ziel der Wissensvermittlung in Kursen ist es, so vorzugehen, daß nach Möglichkeit niemand überfordert wird, aber auch keine Unterforderung auftritt. Dieser Balanceakt ist schwierig, schließlich kommen die Kursteilnehmer/innen mit sehr unterschiedlichen Voraussetzungen, und die Kursleiterin muß primär abchecken, auf welchem Stand die Eltern sind.

Generell kann man sagen, daß man von einem „Nullstand" ausgehen sollte. Zwar kommt dann schon mal der Satz „Das wissen wir schon", fragt man jedoch gezielt nach, merkt man doch deutliche Lücken. Es empfiehlt sich daher, mit den Grundlagen und Grundvoraussetzungen anzufangen, diese jedoch relativ zügig „durchzuziehen". So schafft man für alle eine Basis, ohne zu langweilen.

Generell gibt es drei Prinzipien für die Anleitung von praktischen Übungen, wozu auch die Babymassage gehört:

1. Vom Leichten zum Schweren.
2. Vom Einfachen zum Komplexen.
3. Vom Visualisieren zum Automatisieren.

Beispiele:

1. Vom Leichten zum Schweren

Bei der Babymassage ist die Fußmassage relativ einfach, die Handmassage jedoch oft problematisch, weil Säuglinge die Hände meist zu Fäusten ballen. Obwohl bei der Hand- und Fußmassage exakt die gleichen Massagegriffe ausgeführt werden, ist es daher sinnvoll, die leichtere Beinmassage inklusiv der Füße zuerst zu lehren, später erst die schwierigere Armmassage inklusiv der Hände.

Diese Reihenfolge entspricht zwar nicht der traditionellen Indischen Babymassage, doch hat sich die Bein- und Fußmassage als Einstieg bewährt. Im Verlauf der Stunden kann man dann ja die „richtige" Reihenfolge vermitteln.

2. Vom Einfachen zum Komplexen

Manchmal fragen Mütter, ob wir im Kurs nicht zuerst die Massage-Handgriffe gegen Blähungen durchnehmen können, später dann die eigentliche Indische Babymassage. Doch eine sehr wirkungsvolle Anti-Blähungs-Übung baut auf dem Lotussitz, der dritten Yogahaltung aus der traditionellen Massage, auf.

Erst wenn der Lotussitz beherrscht wird, kann man das „Paket" (s. „Massage contra Blähungen", S. 63) als komplexere Übung richtig durchführen.

3. Vom Visualisieren zum Automatisieren

Häufiges richtiges Vormachen der Indischen Babymassage ermöglicht den Eltern, das Wesentliche bei den einzelnen Handgriffen zu erfassen. Sie verinnerlichen die Handgriffe bildlich vor ihren Augen, denken dann über die Ausführung nach und probieren sie aus. Später brauchen sie nicht mehr über die Ausführung nachzudenken, der Ablauf erfolgt automatisch.

Neben diesen Grundsätzen gelten folgende Regeln:

- Beim Massieren sollte kein Tempo vorgegeben werden.
- Viel Zeit ist für Wiederholungen einzuplanen.
- Die Kursleiterin sollte zu Beginn jeder Stunde das bisher Gelernte nochmals vorführen und besprechen, bevor sie zu neuen Massagegriffen übergeht.
- Eltern meinen es oft zu gut und wollen den neu gelernten Massagegriff sehr häufig wiederholen; sie sollten hier gebremst werden, 2–3 mal am Anfang sind für das Kind genug.
- Babymassage sieht so leicht aus, daß einige Teilnehmer/innen am liebsten in der ersten Stunde gleich das gesamte Programm lernen wollen; hier muß die Kursleiterin den Eltern vermitteln, daß „weniger oft mehr ist", denn lieber drei Griffe richtig ausgeführt als zehn auf die Schnelle und oberflächlich; vor allem muß man den Teilnehmer/innen klarmachen, daß sie ihr Kind nicht überfordern sollen; für das Baby ist schon das ganze Umfeld neu und gewöhnungsbedürftig.

- Fehler, die die Kursleiterin bei den Eltern entdeckt, sollten immer gleich korrigiert werden; aber Vorsicht: Erwachsene reagieren oft empfindlich, wenn man sie direkt auf „Fehler" hinweist, noch dazu vor anderen; doch mit etwas Geschick und Diplomatie kann man das direkte Ansprechen umgehen, also statt: „Frau …, Sie müssen die Hände wechseln", besser: „Wir sollten alle darauf achten, daß die massierende Hand von der anderen abgelöst wird, sobald das Handgelenk erreicht ist."
- Generell spornt Lob an. Es sollte daher großzügig eingesetzt werden, jedoch nicht in übertriebener Art und Weise.
- Benutzen Sie die gleiche „Sprache" wie Ihre Teilnehmer/innen, also keine medizinischen Fachwörter; nur so werden Sie wirklich verstanden.
- Was Sie vermitteln, muß praktizierbar und zumutbar sein. Überfordern Sie die Gruppe nicht.
- Denken Sie an die Glaubwürdigkeit: Sie können nur die Inhalte überzeugend weitergeben, hinter denen Sie selbst stehen.

10 Aufbau des Kurses – Gliederung der Inhalte

Der strukturelle Aufbau des Kurses hängt in erster Linie davon ab, ob Sie einen reinen Babymassage-Kurs anbieten oder ob und mit was sie ihn kombinieren wollen.

Als eine mögliche Variante führe ich einen **reinen Babymassage-Kurs** auf, der in acht Unterrichtseinheiten à 90 Minuten unterteilt ist:

1. Stunde:

- Vorstellrunde.
- Formular „Erwartungen an den Kurs" ausfüllen lassen.
- Gemeinsam ein bekanntes Lied zur Begrüßung singen.
- Theoretische Einführung in die Babymassage.
- Kurze Einführung zum Thema „Massageöle".
- Besprechung der Basisregeln im Kurs.
- Vorführung eines kurzen, selbstgedrehten Videofilms als Einstimmung auf die Babymassage.
- Vorführung der Bein- und Fußmassage an der Puppe mit detaillierten Erläuterungen.
- Nochmaliges Vorführen der Bein- und Fußmassage im Schnelldurchgang.
- Gemeinsame Durchführung der Bein- und Fußmassage auf beiden Seiten.
- Kurzes Feedback.
- Ausblick geben auf die nächste Stunde.
- Gemeinsam ein bekanntes Lied zum Abschied singen.

2. Stunde:

- Kurze Runde: Wer hat massiert? Wie hat es geklappt?
- Gemeinsam ein Lied zur Begrüßung singen.
- Austeilen der Arbeitsmappen.
- Nochmaliges Vorführen der Bein- und Fußmassage zur Wiederholung.
- Vorführung der Brustmassage mit detaillierten Erläuterungen.

- Vorführung der Arm- und Handmassage mit detaillierten Erläuterungen.
- Vorführung der Bauchmassage mit detaillierten Erläuterungen.
- Hinweis, die Bein- und Fußmassage danach anzuhängen.
- Nochmaliges Vorführen der Babymassage im Schnelldurchgang in der Reihenfolge Brust, Arm, Hand, anderer Arm, Hand, Bauch, Bein, Fuß, anderes Bein, Fuß.
- Gemeinsames Massieren von Brust, Armen und Händen, Bauch, Beinen und Füßen.
- Gemeinsames Ausfüllen der Arbeitsblätter (soweit bisher besprochen).
- Kurzes Feedback.
- Ausblick auf die nächste Stunde.
- Gemeinsam ein Lied zum Abschied singen.

3. Stunde:

- Kurze Runde: Erfahrungen mit der Massage zu Hause: Sind Probleme aufgetaucht? Wer hat Fragen?
- Gemeinsam ein Lied singen.
- Vorführung des bisher Gelernten zur Wiederholung.
- Vorführung der Rückenmassage mit detaillierten Erläuterungen.
- Vorführung der Gesichtsmassage mit detaillierten Erläuterungen.
- Vorführung des gesamten Ablaufs im Schnelldurchgang.
- Gemeinsames Massieren des gesamten Ablaufs.
- Ausfüllen der Arbeitsblätter (Rücken- und Gesichtsmassage).
- Kurzes Feedback.
- Buchempfehlungen.
- Ausblick auf die nächste Stunde.
- Gemeinsam ein Lied zum Abschied singen.

4. Stunde:

- Kurzer Rückblick: Erfahrungen zu Hause?
- Gemeinsam ein Lied singen.
- Zur Wiederholung: gesamten Ablauf nochmals vorführen.
- Vorstellung der abschließenden Yogahaltungen.
- Alle üben diese Yogahaltungen nacheinander an einer Puppe.
- Dokumentation der Yogahaltungen in der Arbeitsmappe.
- Durchführung der gesamten Indischen Babymassage bei Musik (ohne Korrekturen).
- Wer will, darf sein Kind anschließend baden (z. B. im TummyTub).

- Nachbesprechung der Indischen Babymassage, gesehene Fehler korrigieren.
- Ausblick auf die nächste Stunde.
- Gemeinsam ein Lied zum Abschied singen.

5. Stunde: Thema: Massage gegen Blähungen

- Kurze Runde: Erfahrungen der Teilnehmer/innen mit dem Thema Blähungen.
- Gemeinsam ein Lied singen.
- Überlegungen zum Thema Blähungen.
- Vorstellung der Massagemöglichkeiten bei Blähungen.
- Nochmaliges Durchsprechen dieser Möglichkeiten anhand der Arbeitsmappe.
- Ausprobieren einiger Varianten.
- Kurzes Feedback.
- Ausblick auf die nächste Stunde.
- Gemeinsam ein Lied zum Abschied singen.

6. Stunde:

Themen: 1. Was Babys und Kleinkinder sonst noch mögen.
2. Massage des älteren Kindes.

- Kurze Runde: Gibt es noch Fragen zur letzten Stunde?
- Gemeinsam ein Lied singen.
- Vorstellung verschiedener Stimulationsmöglichkeiten von Babys und Kleinkindern.
- Ausprobieren einiger Varianten.
- Vorstellung der Massagemöglichkeiten bei älteren Kindern.
- Ausprobieren der Kirschkernsäckchen-Massage durch gegenseitige Rückenmassage.
- Kurzes Feedback.
- Formular „Kurskritik" ausfüllen lassen.
- Ausblick auf die nächste Stunde mit den Vätern geben und an den Termin des Massagetreffens (achte Kursstunde) erinnern.
- Gemeinsam ein Lied zum Abschied singen.

7. Stunde:

Eine Baby-Massagestunde speziell für Männer
(statt des Vaters kann auch der Großvater oder Onkel kommen, Hauptsache ist, daß das Kind die Person gut kennt).

- Kurze Vorstellrunde.
- Kurzen Video-Film zur Einführung in die Babymassage zeigen.
- Gegenseitige Kirschkernsäckchen-Massage am Rücken.
- Vorstellung der Brustmassage mit detaillierten Erläuterungen.
- Vorstellung der Rückenmassage mit detaillierten Erläuterungen.
- Nochmaliges Vorführen der Brust- und Rückenmassage im Schnelldurchgang.
- Gemeinsames Massieren der Babys.
- Kurzes Feedback (und dickes Lob an die Väter!!!).
- Gemeinsam ein Lied zum Abschied singen.

Alternative: Sofern sich eine Väterrunde nicht realisieren läßt, kann man in der üblichen Gruppe zusammenkommen und weitere Babymassagegriffe als Ergänzung der Indischen Babymassage vorstellen.

8. Stunde:
Babymassage-Treff sechs Wochen nach Ende des Kurses,
um

- die Abfolge nochmals zu wiederholen,
- eingeschlichene Fehler zu korrigieren,
- Erfahrungen mit der Babymassage auszutauschen,
- sich noch einmal wiederzusehen,
- sofern in der 7. Kursstunde noch nicht geschehen kann man hier weitere Massagegriffe vorstellen.

11 Die Autorin

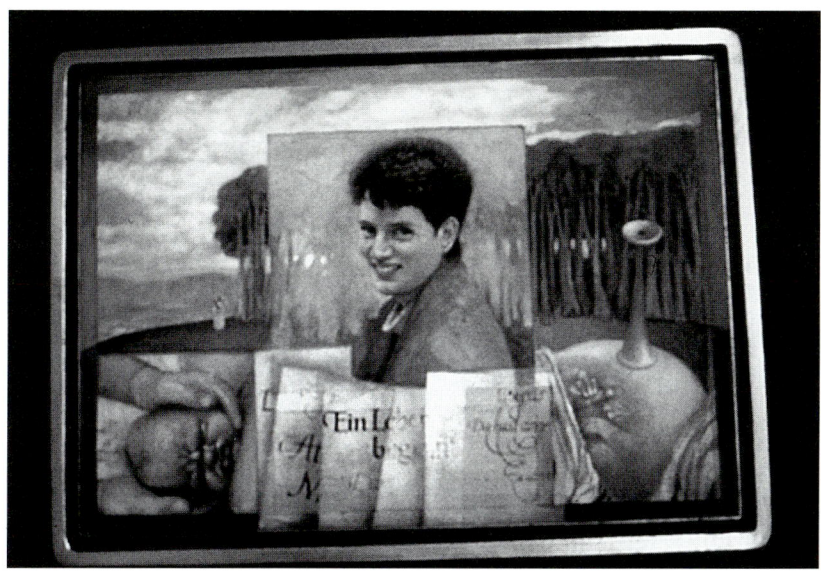

Das Ölgemälde des slowakischen Künstlers *Nicolai Fedkovic* zeigt ein Portrait der Autorin.

Sabine Burchardt wurde am 14. Juli 1963 in San José, Costa Rica, geboren und lebt seit 1972 in Deutschland.

Sabine Burchardt arbeitet sowohl als Hebamme als auch als freie Journalistin. Sie ist im Klinikum Leverkusen angestellt und übt die halbe Stelle dort im Rotationsverfahren zwischen Kreißsaal, Wochenstation und Säuglingszimmer aus. Viel Zeit widmet sie der Freiberuflichkeit mit Schwangerenbetreuung, Kursen, Geburtsbegleitung und Nachsorgen im Wochenbett.

Als freie Journalistin schreibt sie unter anderem
– eine Hebammenserie für das Landwirtschaftliche Wochenblatt,
– Beiträge für die Fachzeitschriften „Die Hebamme" und „Deutsche Hebammen Zeitschrift",
– über lokale Ereignisse mit Schwerpunkt Soziales und Gesundheit für den Kölner Stadt- Anzeiger, Ausgabe Bergisches Land,
– Artikel für das Heimat-Jahrbuch „Rheinisch-Bergischer Kalender".

12 Sachregister

Raum 73
Regentropfen 50
Reizüberflutung 58
Rippenbogen 31
Rollen 51
Rücken 38ff, 50, 52, 69f
Ruhe 11

Schulter 23ff, 54
Sprechen 99

Temperatur 10, 73,75
Tragetuch 56f
TummyTub 48

Uhrzeit 74

Vater 15f, 105
Verwöhnen 2f
Voraussetzungen 10f
Vorbereitungen 83ff

Wanderung 64
Wasserrad 31ff

Yogahaltung 44ff

Zupfen 51